Cuidados

de enfermería

en la

unidad de Quemados

La guía completa

ALEXANDRE CAREWELL

Índice

« *Cada paciente de la unidad de quemados es un ave fénix, que resurge de sus cenizas con una fuerza y una determinación que sólo pueden comprender quienes han pasado por el fuego.* »

Capítulo 1

INTRODUCCIÓN
A LA
UNIDAD
DE QUEMADOS

Historia y desarrollo
tratamiento de quemaduras

El tratamiento de las quemaduras a través de los tiempos refleja tanto el viaje de la humanidad en la comprensión del cuerpo humano como nuestro ingenio para curarlo y restaurarlo. Esta búsqueda milenaria de la curación es tan antigua como la propia humanidad. Cada época, cada cultura, ha tenido su propia forma de percibir y tratar las quemaduras, y esta historia es fascinante.

En la antigüedad, mucho antes de que comprendiéramos la ciencia que hay detrás de las infecciones o la importancia de la infertilidad, los tratamientos se basaban en remedios y tradiciones naturales. Los egipcios, por ejemplo, utilizaban ungüentos hechos de miel, resina y otras plantas medicinales para tratar las quemaduras. Además de sus propiedades curativas, se creía que estas sustancias ahuyentaban a los malos espíritus. Hipócrates, el padre de la medicina, recomendaba el uso de ungüentos para proteger e hidratar la piel quemada.

Con el progreso de las civilizaciones, la cirugía empezó a desempeñar un papel en el tratamiento de las quemaduras graves. Sin embargo, no fue hasta los tiempos modernos, con la llegada de la ciencia médica, cuando se produjeron avances significativos. La comprensión de la importancia de la esterilidad, por ejemplo, cambió radicalmente el enfoque del tratamiento.

Durante las guerras mundiales del siglo XX, ante el número sin precedentes de quemaduras causadas por explosiones e incendios, se hizo imperiosa la necesidad de mejorar las técnicas de tratamiento. Fue durante este periodo cuando se creó el primer banco de piel y se realizaron los primeros injertos cutáneos. La investigación también avanzó enormemente en la comprensión de la fisiología de las quemaduras, lo que permitió mejorar las técnicas de reanimación y cuidados.

En las últimas décadas, la tecnología ha abierto nuevos horizontes. Apósitos inteligentes capaces de liberar fármacos durante un periodo prolongado, células madre para regenerar la piel e incluso impresoras 3D para crear injertos cutáneos: todas ellas innovaciones inimaginables hace un siglo.

Este viaje a través del tiempo, desde los antiguos remedios basados en la tradición hasta las soluciones modernas basadas en la ciencia, ilustra no sólo nuestra evolución como sociedad médica, sino también nuestro compromiso inquebrantable con la curación, el alivio del dolor y el restablecimiento de la esperanza.

La importancia crucial de la unidad de quemados

Hay ciertos departamentos en el mundo de la medicina cuyo papel es tan específico y delicado que se convierten en casi sagrados en su misión. La unidad de quemados es uno de estos bastiones de esperanza y curación, donde cada operación es una carrera contrarreloj, una delicada danza entre ciencia, arte y compasión.

Las quemaduras, sobre todo las graves, pueden causar daños irreversibles no sólo en la piel, sino también en los tejidos subyacentes, los músculos, los tendones e incluso los huesos. Esto va mucho más allá del mero dolor físico. Las implicaciones psicológicas, emocionales y sociales de vivir con una quemadura grave son profundas. Desfiguración, pérdida de movilidad, cicatrices emocionales: todas estas consecuencias requieren un enfoque holístico del tratamiento y la rehabilitación.

Ahí es donde entra en juego la unidad de quemados. No es sólo un lugar donde se tratan las lesiones físicas. Es un santuario donde un equipo multidisciplinar - cirujanos, enfermeras, psicólogos, terapeutas ocupacionales y otros - se reúnen para ofrecer a los pacientes no sólo una oportunidad de sobrevivir, sino también de recuperar una calidad de vida.

En este departamento, cada detalle cuenta. La gestión precisa de los fluidos para evitar el shock; la prevención de infecciones, que pueden ser mortales en un entorno en el que la primera línea de defensa de la piel está comprometida; los injertos de piel para restaurar la barrera protectora; la fisioterapia para recuperar la movilidad; y la intervención psicológica para ayudar a los pacientes a recuperar su autoestima y enfrentarse al mundo con sus cicatrices: todo esto forma parte del día a día de la unidad de quemados.

Pero más allá de la ciencia y la tecnología, este servicio es un testamento de la resistencia del espíritu humano. Cada paciente que llega con lesiones es un recordatorio de nuestra vulnerabilidad, pero cada paciente que sale curado es un testimonio de nuestra capacidad para sobreponernos, adaptarnos y renacer.

La importancia del servicio de quemados se mide no sólo en términos de vidas salvadas, sino también en términos de vidas transformadas, esperanzas restauradas y sueños renovados. Es un faro de humanidad dentro del mundo médico, que ilustra lo que podemos conseguir cuando se unen la ciencia, la compasión y la determinación.

Misión y visión
de la enfermera en este departamento

En el corazón de la unidad de quemados, la enfermera desempeña un papel central, actuando no sólo como guardiana de la salud del paciente, sino también como guía, apoyo y aliada en el proceso de curación. La misión y la visión de la enfermera en este departamento reflejan un profundo compromiso con el bienestar holístico del paciente.

Misión:
La misión principal de la enfermera en la unidad de quemados es proporcionar cuidados médicos de alta calidad, centrados en la seguridad y el confort del paciente. Proporcionan una monitorización continua, administran los tratamientos prescritos, previenen posibles complicaciones e intervienen rápidamente si se produce algún cambio en el estado de salud del paciente. La enfermera es también una comunicadora esencial, que actúa como enlace entre el paciente, la familia y el equipo médico, garantizando una coordinación óptima de los cuidados.

Sin embargo, la misión de la enfermera va más allá de las intervenciones médicas. Gracias a su proximidad constante con el paciente, las enfermeras suelen ser las primeras en reconocer y responder a las necesidades emocionales y psicológicas. En un entorno en el que los pacientes se enfrentan a un dolor intenso, al miedo y a la incertidumbre, la enfermera ofrece un oído atento, una mano tranquilizadora y un corazón compasivo.

Visión :
La visión de la enfermera va más allá de la habitación del hospital. Concibe un mundo en el que cada paciente, a pesar de las dificultades y los traumas, pueda volver a una vida llena de dignidad, funcionalidad y alegría. Para lograr

esta visión, las enfermeras se esfuerzan constantemente por mejorar sus habilidades, mantenerse al día de los últimos avances en el cuidado de quemados y promover una cultura de excelencia y empatía dentro del equipo de cuidados.

Esta visión también abarca la importancia de la educación y la prevención. Como educadores, los enfermeros desempeñan un papel crucial a la hora de enseñar a los pacientes y a sus familias los cuidados a domicilio, la rehabilitación y la prevención de futuras lesiones.

En el corazón de esta misión y visión hay un compromiso inquebrantable con la humanidad. Para la enfermera especializada en quemaduras, cada día es una oportunidad de combinar la ciencia con la compasión, la destreza con los cuidados, con el objetivo último de restablecer no sólo la salud física del paciente, sino también su mente y su alma.

Capítulo 2

COMPRENSIÓN BÁSICA DE LAS QUEMADURAS

Clasificación de las quemaduras

• Quemaduras de primer grado

La piel es nuestra primera línea de defensa contra las agresiones externas, ya que actúa a la vez como barrera física y como sensor sensible. Las quemaduras son lesiones que pueden afectar parcial o totalmente a estas funciones, dependiendo de su gravedad. De las distintas clasificaciones de quemaduras, las de primer grado son las más superficiales, pero esto no significa que deban descuidarse o tomarse a la ligera.

Características :

Las quemaduras de primer grado sólo afectan a la capa más externa de la piel, la epidermis. Generalmente se caracterizan por :
- Enrojecimiento de la piel (eritema).
- Dolor de leve a moderado, a menudo descrito como una sensación de quemazón u hormigueo.
- Piel seca y sin ampollas.
- Aumento de la sensibilidad en la zona afectada.

La causa más común de este tipo de quemadura es una breve exposición a una fuente de calor, como una quemadura solar, el contacto con agua caliente o un breve encuentro con una llama o una superficie caliente.

Tratamiento :
- **Enfriamiento inmediato:** Tras una quemadura de primer grado, es esencial enfriar la zona afectada. Esto puede hacerse pasando suavemente la zona quemada bajo agua fría durante varios minutos.
- **Evite la aplicación directa de hielo:** Aunque el enfriamiento es crucial, la aplicación directa de hielo puede causar más daños en la piel.
- **Hidratación y cuidados:** Aplicar una loción hidratante o gel de aloe vera puede ayudar a aliviar el dolor y evitar que la piel se pele.

- **Evite la exposición:** Es aconsejable proteger la zona quemada del sol y de otras fuentes de calor mientras se cura.

Evolución y pronóstico :
Las quemaduras de primer grado suelen ser benignas y curan por sí solas en pocos días. La piel puede pelarse durante el proceso de curación, pero esto no debe ser motivo de preocupación. Sin embargo, si la quemadura es extensa, sobre todo si se trata de una quemadura solar en una gran parte del cuerpo, es esencial consultar a un profesional sanitario. Además, cualquier quemadura en la cara, las manos, los pies o los genitales, aunque parezca superficial, debe ser evaluada por un profesional.

Aunque las quemaduras de primer grado son las menos graves en la clasificación de quemaduras, un tratamiento adecuado y la atención a los signos de complicaciones garantizan una rápida recuperación sin secuelas.

• Quemaduras de segundo grado
Si bien es cierto que todas las quemaduras provocan una alteración de la integridad de la piel, las de segundo grado, por su propia naturaleza, presentan un desafío particular. Afectan no sólo a la epidermis, sino también a una parte o a la totalidad de la dermis, la capa de piel situada justo debajo. Las quemaduras de segundo grado suelen ser más dolorosas y presentan un mayor riesgo de complicaciones que las de primer grado.

Características :
Las quemaduras de segundo grado se distinguen por :
- La aparición de ampollas en la piel.
- Enrojecimiento intenso.
- Dolor marcado.

- Piel que puede parecer brillante o húmeda debido al líquido contenido en las ampollas.
- Mayor sensibilidad.

Causas comunes:

Las causas de estas quemaduras pueden variar: contacto prolongado con una llama, agua o líquidos calientes, contacto eléctrico, reacciones químicas o exposición prolongada al sol.

Tratamiento :

- **Enfriamiento:** Al igual que con las quemaduras de primer grado, enfriar la zona afectada pasándola por agua fría durante al menos 10 minutos es un paso crucial.
- **Proteger la quemadura:** Una vez que la quemadura se ha enfriado, es esencial protegerla para evitar infecciones. Para ello puede utilizar una película de plástico estéril o un apósito no adhesivo.
- **No perfore las ampollas:** Aunque pueden resultar incómodas, las ampollas desempeñan una función protectora. Su líquido es estéril y actúa como un cojín contra el roce y las agresiones externas.
- **Analgésicos:** Las quemaduras de segundo grado pueden ser muy dolorosas, y tomar analgésicos puede ayudar a aliviar el dolor.
- **Hidratación:** Después de unos días, una vez que haya comenzado la cicatrización, la hidratación regular de la zona puede ayudar a prevenir la descamación y el picor.

Evolución y pronóstico :

Las quemaduras de segundo grado requieren un seguimiento cuidadoso para detectar cualquier complicación, sobre todo infecciones. La cicatrización puede durar de unos días a unas semanas, dependiendo de la profundidad de la quemadura. Las quemaduras profundas de segundo grado pueden dejar cicatrices, por lo que es importante consultar a un profesional para evaluar la gravedad de la quemadura.

Aunque las quemaduras de segundo grado son más graves que las de primer grado, un tratamiento adecuado, un seguimiento regular y la prevención de complicaciones pueden ayudar a garantizar una curación óptima.

• Quemaduras de tercer grado

Las quemaduras de tercer grado son una de las lesiones más graves que puede sufrir la piel. Penetran en todo el espesor de la piel, destruyendo no sólo la epidermis y la dermis, sino que a menudo alcanzan también tejidos subyacentes como la grasa, los tendones y a veces incluso el hueso.

Características :
A diferencia de las quemaduras menos graves, las características de las quemaduras de tercer grado incluyen :

- Piel que puede aparecer blanquecina, carbonizada u oscura.
- Una textura correosa o cerosa.
- Falta de sensibilidad en la zona afectada debido a la destrucción de las terminaciones nerviosas.
- Sin ampollas.

Causas comunes:
Las quemaduras de tercer grado suelen estar causadas por un contacto prolongado con una llama, productos químicos corrosivos, una corriente eléctrica o líquidos extremadamente calientes.

Tratamiento :

- **Urgencia médica:** Las quemaduras de tercer grado requieren atención médica inmediata. El primer paso es llamar a urgencias o acudir a la unidad de quemados más cercana.
- **No retire la ropa pegada:** Si la ropa se ha derretido o pegado a la quemadura, no intente retirarla.
- **Evite la hidratación:** A diferencia de las quemaduras menos graves, no se recomienda enfriar una quemadura de tercer grado con agua, ya que puede agravar la lesión o provocar un shock.
- **Protección frente a la infección: Debido a la** gravedad de la quemadura, es crucial protegerla de los contaminantes hasta que pueda producirse una intervención médica.

Evolución y pronóstico :

El tratamiento de las quemaduras de tercer grado suele ser complejo. Generalmente requiere hospitalización, intervenciones quirúrgicas como injertos de piel y un largo periodo de rehabilitación. El riesgo de infección es muy alto, y es una de las principales preocupaciones en el tratamiento.

La cicatrización es casi siempre una consecuencia de estas quemaduras, y puede ser necesaria la fisioterapia para mantener la movilidad en la zona afectada. Además, debido al impacto psicológico de estas lesiones, el paciente puede beneficiarse de apoyo o terapia psicológica.

Las quemaduras de tercer grado, aunque graves y a menudo traumáticas, no son insuperables. Con los avances médicos, el apoyo de los equipos asistenciales y la capacidad de recuperación del paciente, la recuperación, aunque larga, es posible.

• Quemaduras de cuarto grado

Las quemaduras de cuarto grado son las más graves y profundas de todas las clasificaciones de quemaduras. No sólo afectan a todas las capas de la piel, sino que se extienden a estructuras subyacentes como músculos, tendones y a veces incluso huesos.

Características :
La gravedad de las quemaduras de cuarto grado es evidente por los siguientes síntomas:
- Piel carbonizada, que puede ser negra o parecida al carbón.
- Textura dura o crujiente de la zona afectada.
- Falta total de sensibilidad debido a la destrucción completa de los nervios.
- En algunos casos, el hueso puede ser visible.

Causas comunes:
Estas quemaduras pueden estar causadas por electrocución, exposición prolongada a llamas o productos químicos muy corrosivos y, a veces, incluso por temperaturas extremadamente frías (congelación profunda).

Tratamiento :
- **Intervención médica urgente : En** caso de quemadura de cuarto grado, la intervención médica urgente es absolutamente crucial. El individuo debe ser trasladado inmediatamente a un centro especializado en el tratamiento de quemaduras.
- **Evite tocar o intentar tratar la quemadura:** Dada la gravedad de la lesión, es mejor evitar cualquier intervención poco profesional.
- **Evite el agua:** Al igual que con las quemaduras de tercer grado, no intente enfriar la quemadura con agua.

Cubra la zona: Si es posible, cubra la quemadura con un paño estéril o un vendaje limpio para protegerla mientras espera la atención médica.

Evolución y pronóstico :
Las quemaduras de cuarto grado son lesiones complejas que requieren múltiples intervenciones quirúrgicas, incluidas amputaciones o injertos óseos. Incluso con una intervención médica adecuada, las secuelas pueden ser permanentes, como la pérdida de función de una parte del cuerpo, cicatrices profundas o deformidades.

El tratamiento no se limita a la fase aguda. Los pacientes pueden necesitar una rehabilitación prolongada, fisioterapia intensiva y apoyo psicológico para superar el trauma de la lesión.

Cuando nos enfrentamos a una quemadura de esta magnitud, no sólo se hace hincapié en la curación física, sino también en el apoyo psicológico y social para ayudar a los pacientes a reintegrarse en la sociedad y recuperar un sentido de normalidad en sus vidas. La resiliencia, el apoyo familiar y un equipo médico dedicado son esenciales para recorrer el largo camino hacia la recuperación.

Causas comunes quemaduras graves

Las quemaduras graves pueden producirse por diversos motivos, pero algunas causas son más comunes que otras. Comprender estas causas es esencial no sólo para el tratamiento, sino también para la prevención.

Llamas y fuego :
Accidentes domésticos: Pueden ser consecuencia de incendios en la cocina, velas

derramadas o manipulación descuidada de combustibles.

Accidentes industriales: Las explosiones o los incendios incontrolados en las instalaciones industriales pueden causar quemaduras graves a los trabajadores.

Vehículos: Los accidentes en los que se ven implicados coches u otros vehículos pueden provocar a veces incendios, exponiendo a las víctimas a las llamas.

Líquidos calientes (escaldadura) :

A menudo relacionados con accidentes domésticos como derramar agua hirviendo, sopas o aceite de cocina.

En entornos industriales, las fugas de líquidos o vapores a presión también pueden provocar quemaduras.

Productos químicos :

Ácidos y bases: Se encuentran principalmente en laboratorios, instalaciones industriales e incluso en algunos productos domésticos.

Reactivos: Algunas sustancias químicas pueden reaccionar violentamente cuando entran en contacto con otras sustancias o cuando se exponen al aire o al agua.

Gases tóxicos: La inhalación de gases químicos puede quemar las vías respiratorias internas.

Electrocución :

Accidentes domésticos: Causados por instalaciones eléctricas defectuosas o por una manipulación insegura de los aparatos eléctricos.

Accidentes laborales: Los trabajadores pueden entrar en contacto con líneas de alta tensión o equipos bajo tensión.

Radiación :

> **Exposición prolongada al sol:** Puede provocar quemaduras, sobre todo en ambientes muy soleados o cuando se expone sin la protección adecuada.

> **Radiaciones ionizantes:** En contextos muy específicos, como la radiografía industrial o determinados procedimientos médicos, la exposición sin protección puede provocar quemaduras.

Contacto con superficies extremadamente calientes:

> Esto podría incluir estufas, planchas, tubos de escape de motores o cualquier otra superficie calentada.

Frío extremo (congelación) :

> Aunque no siempre se clasifican como "quemaduras" en el sentido tradicional, las congelaciones son técnicamente quemaduras causadas por el frío. Pueden producirse por una exposición prolongada a temperaturas bajo cero sin la protección adecuada.

El conocimiento de las causas comunes de las quemaduras graves es crucial para el personal de enfermería, ya que permite una evaluación rápida de la situación, un tratamiento adecuado y la prevención de posibles complicaciones. Pero más allá del tratamiento, la concienciación sobre estas causas es también una poderosa herramienta para prevenir y reducir el número de accidentes relacionados con quemaduras.

Fisiopatología de las quemaduras

La fisiopatología de las quemaduras describe los cambios y mecanismos biológicos que se producen a nivel celular y sistémico tras una lesión por quemadura. Este conocimiento es fundamental para comprender la gravedad de las quemaduras, así como para establecer un plan de tratamiento eficaz.

Reacción inmediata (respuesta inflamatoria local):

Vasoconstricción inicial: Inmediatamente después de la quemadura, los vasos sanguíneos de la zona afectada se contraen temporalmente.

Vasodilatación: seguida rápidamente de la dilatación de los vasos sanguíneos, lo que provoca enrojecimiento, calor y edema.

Liberación de mediadores inflamatorios: Las células dañadas liberan sustancias como histaminas, citocinas y prostaglandinas, que amplifican la respuesta inflamatoria.

Daño celular :

Desnaturalización de proteínas: El calor provoca la coagulación de las proteínas celulares, lo que conduce a la muerte celular.

Desintegración de la membrana: La membrana celular puede verse comprometida, provocando la liberación de enzimas y otros componentes intracelulares en el tejido circundante.

Zonas de quemado (según la teoría de las zonas concéntricas de Jackson) :

Zona de coagulación: Situada en el centro de la quemadura, es la zona más dañada donde las células han muerto.

Zona de isquemia (o estasis): Aquí las células están dañadas pero no muertas. Con un tratamiento adecuado, pueden sobrevivir.

Zona de hiperemia: Es la zona periférica donde las células se han visto afectadas por la quemadura, pero es probable que se recuperen sin intervención.

- Respuesta sistémica :
  - **Respuesta inflamatoria sistémica:** En las quemaduras extensas, la inflamación no se limita a la zona quemada. Se liberan mediadores inflamatorios en la circulación, lo que puede provocar una respuesta inflamatoria en todo el organismo.
  - **Respuesta inmunitaria comprometida:** las quemaduras pueden afectar a la capacidad del organismo para combatir las infecciones, aumentando el riesgo de infecciones secundarias.
  - **Desequilibrio de líquidos: Las** quemaduras graves pueden provocar una pérdida importante de líquidos, que requiere rehidratación.
- Complicaciones a largo plazo :
  - **Cicatrización:** La cicatrización de las quemaduras puede dar lugar a la formación de cicatrices hipertróficas o queloides.
  - **Restricciones funcionales:** Las quemaduras profundas pueden afectar a tendones, músculos y articulaciones, limitando la movilidad.
  - **Dispigmentación:** Las zonas quemadas pueden curarse con una pigmentación alterada, siendo más oscuras o más claras que la piel circundante.

Comprender la fisiopatología de las quemaduras es esencial para las enfermeras y otros profesionales sanitarios. Les ayuda a anticiparse a las necesidades de los pacientes, vigilar las posibles complicaciones y establecer estrategias de cuidados eficaces para mejorar los resultados.

Capítulo 3

EL PAPEL DE LA ENFERMERA: PRIMER CONTACTO Y EVALUACIÓN INICIAL

Acoger al paciente:
Primera mirada y apoyo psicológico

Recibir a un paciente con quemaduras es un momento crucial en su cuidado. El primer contacto con el personal de enfermería puede influir considerablemente en la percepción que el paciente tiene de su situación y en su estado emocional. En este contexto, el papel de la enfermera es crucial.

Evaluación inicial :

Seguridad: El primer paso es asegurarse de que el paciente está a salvo y de que se ha eliminado la causa de la quemadura.

Valoración médica: Ante todo, la enfermera debe valorar rápidamente la gravedad de la quemadura, las vías respiratorias, la respiración y la circulación, y el grado de dolor.

Comunicación empática :

Establezca contacto visual: El contacto visual tranquilizador puede ayudar a generar confianza.

Escucha activa: Las enfermeras deben escuchar atentamente a los pacientes, permitiéndoles expresar sus preocupaciones y su dolor.

Lenguaje corporal: Una postura abierta y atenta muestra a los pacientes que se les cuida y se les escucha.

Apoyo psicológico :

Tranquilizar: Informar al paciente de que se está haciendo todo lo posible para cuidar de él. La claridad sobre los pasos a seguir puede reducir la ansiedad.

Validación: Reconocer el dolor y la angustia del paciente sin minimizar sus sentimientos.

Orientación: Explicar al paciente dónde se encuentra, qué va a ocurrir a continuación y quién está ahí para apoyarle.

Evaluación del bienestar mental :

Detección rápida: Identifique rápidamente signos de angustia emocional o psicológica aguda, como agitación, confusión o apatía.

Apoyo del equipo: Implique a psicólogos o psiquiatras tan pronto como sea necesario para evaluar e intervenir en casos de trauma emocional.

Familia y amigos :

Comunicación: Informar a la familia del estado del paciente y de los pasos siguientes.

Apoyo : Reconocer y responder a la angustia emocional de los seres queridos, que también pueden necesitar apoyo.

Seguimiento a largo plazo :

Terapia: Las quemaduras graves pueden provocar un trauma postquemadura. La terapia puede ayudar a controlar el estrés, la depresión y otras reacciones emocionales.

Grupos de apoyo: Los grupos de apoyo pueden proporcionar una plataforma para que las víctimas de quemaduras compartan sus experiencias y desafíos.

Acoger a una víctima de quemaduras es mucho más que una simple evaluación médica. Es el comienzo de una relación de confianza, apoyo emocional y una afirmación de que el paciente se encuentra en un entorno en el que será cuidado, respetado y apoyado durante toda su convalecencia.

Evaluación de la gravedad: Superficie corporal y profundidad

Determinar la gravedad de una quemadura es crucial para orientar el manejo terapéutico y anticipar posibles complicaciones. Deben tenerse en cuenta dos aspectos esenciales: la extensión de la quemadura, a menudo expresada como porcentaje de la superficie corporal total (SCT) quemada, y la profundidad de la quemadura.

Evaluación de la superficie corporal afectada :

Regla del 9: Una técnica comúnmente utilizada para estimar rápidamente la SST quemada en adultos. La superficie corporal se divide en múltiples regiones, cada una de las cuales representa aproximadamente el 9% (o un múltiplo del 9%) de la SST total.
Cabeza y cuello: 9%.
Cada brazo: 9
Tórax: 18
Espalda: 18
Cada pierna: 18
Zona perineal: 1

Método palmar: Utiliza la superficie de la palma de la mano del paciente (sin incluir los dedos) por representar aproximadamente el 1% de la TBS.

Pediatría: Las proporciones difieren en los niños. Por ello, se utilizan mapas específicos (como el diagrama de Lund y Browder) para estimar el CET quemado en niños.

Evaluar la profundidad de la quemadura :

Quemadura de primer grado :
Sólo afecta a la epidermis.
Enrojecimiento, dolor, ligera hinchazón.

- Cicatriza en pocos días sin dejar cicatrices.
- Quemadura de segundo grado :
- Afecta a la epidermis y a una parte o la totalidad de la dermis.
- Puede ser superficial (roja, dolorosa, con ampollas) o profunda (blanquecina o moteada, menos dolorosa).
- Requiere cuidados para prevenir la infección y reducir las cicatrices.
- Quemadura de tercer grado :
- Destrucción completa de la epidermis y la dermis.
- Aspecto blanco, marrón o negruzco.
- Insensible al tacto. A menudo requiere injertos de piel.
- Quemadura de cuarto grado :
- Penetra en estructuras subcutáneas como músculos, tendones e incluso huesos.
- Aspecto carbonizado.
- A menudo son necesarias la cirugía y la rehabilitación a largo plazo.

Consideración de los factores agravantes:

Localización: Las quemaduras en la cara, las manos, los pies, las articulaciones o la zona genital pueden requerir una atención especial.

Edad: Los niños y los ancianos pueden tener una reacción más grave y una recuperación más lenta.

Otros traumatismos: Los pacientes con quemaduras asociadas a otros traumatismos, como fracturas, pueden presentar mayores complicaciones.

Afecciones médicas subyacentes: Afecciones como la diabetes o las enfermedades cardiovasculares pueden influir en la gravedad de la quemadura y en la respuesta al tratamiento.

La capacidad de evaluar con precisión la extensión y profundidad de una quemadura es esencial para definir un plan de tratamiento óptimo. Permite ajustar las necesidades de líquidos, prever las necesidades quirúrgicas y orientar los cuidados de enfermería a lo largo de la recuperación.

Elaboración de un plan de cuidados inicial

La elaboración de un plan de cuidados iniciales para un paciente quemado es un paso crucial que determina no sólo las intervenciones inmediatas, sino también los cuidados a medio y largo plazo. Este plan se elabora a partir de la evaluación previa de la gravedad y las necesidades específicas del paciente.

Estabilización inicial :
>   **ABC (Vía aérea, Respiración, Circulación):** Antes de cualquier otra intervención, es crucial asegurar la permeabilidad de las vías respiratorias, comprobar la respiración y evaluar la circulación.
>   **Tratamiento del dolor:** Administre analgésicos en función de la gravedad del dolor.
>   **Evaluación inicial: Realice** una evaluación de las funciones vitales, los niveles de azúcar en sangre y otros parámetros, en función del estado clínico del paciente.

Evaluación y cuidados de las quemaduras :
>   **Limpieza:** Retire la ropa y los restos y limpie suavemente la zona quemada.

Aplicación de una pomada antibiótica: Para prevenir la infección e hidratar la piel.

Apósito: Utilice apósitos estériles adecuados a la gravedad y localización de la quemadura.

Rehidratación :

Cálculo de las necesidades de líquidos: Basado en el TSC quemado, la edad y el peso del paciente.

Elección del soluto: Se suelen utilizar soluciones electrolíticas como el Ringer lactato.

Vigilancia: Vigile de cerca los signos de sobrehidratación o deshidratación.

Prevención de infecciones :

Técnicas asépticas: manipule las quemaduras con guantes estériles y mantenga limpio el entorno.

Vigilancia: Esté atento a los signos de infección, como aumento del dolor, enrojecimiento, pus o fiebre.

Antibióticos: Se considerarán en caso de signos de infección o según el protocolo del establecimiento.

Nutrición :

Evaluación de las necesidades: Los pacientes quemados suelen tener mayores necesidades calóricas.

Dieta: Fomente una dieta rica en proteínas y calorías.

Apoyo emocional y psicológico :

Evaluación: Identificar los signos de angustia o trauma.

Orientación: Implique a psicólogos o trabajadores sociales en función de las necesidades del paciente.

Comunicación :

Con el equipo: Asegurarse de que la información se transmite correctamente entre los distintos equipos asistenciales.

Con el paciente y su familia: Mantener al paciente y a su familia informados de las intervenciones, los progresos y las perspectivas.

Planificación a corto plazo :

Evaluaciones regulares: Planifique evaluaciones regulares de la quemadura, el dolor, la nutrición, etc.

Fisioterapia: Empiece lo antes posible para prevenir las retracciones y favorecer la movilidad.

La elaboración de un plan de cuidados inicial es un proceso dinámico que requiere una reevaluación y un ajuste constantes. La participación activa del enfermero, con sus habilidades clínicas y su empatía, es fundamental para garantizar unos cuidados óptimos al paciente quemado.

Capítulo 4

TÉCNICAS
Y
CUIDADOS
ESPECÍFICOS

Desinfección y limpieza de la quemadura

La desinfección y la limpieza de las quemaduras son pasos fundamentales para prevenir complicaciones infecciosas, favorecer la cicatrización y reducir el riesgo de cicatrices no deseadas. Estos procedimientos requieren una gran pericia, ya que deben realizarse con delicadeza para evitar agravar el daño tisular existente.

- Evaluación inicial :
    - **Inspección visual:** Compruebe si hay residuos, ropa, hollín u otros contaminantes.
    - **Evaluación de la sensibilidad:** Comprender el nivel de dolor del paciente para adaptar la analgesia.
- Preparación del paciente :
    - **Analgesia:** Deben administrarse analgésicos antes del inicio de la limpieza para garantizar la comodidad del paciente. La analgesia puede ser sistémica, tópica o una combinación de ambas.
    - **Explicación:** Dígale al paciente lo que va a hacer para reducir la ansiedad.
- Técnica de limpieza :
    - **Utilizar agua tibia:** El agua debe estar a una temperatura agradable para evitar cualquier choque térmico adicional.
    - **Limpieza suave:** Utilice una solución salina estéril o un limpiador suave para eliminar con cuidado los restos o el hollín. Utilice movimientos suaves para evitar agravar la lesión.
    - **Evite frotarse:** No frote la quemadura. Esto podría causar más daños.
- Desinfección :
    - **Agentes antisépticos:** Pueden utilizarse soluciones como la povidona yodada o la

clorhexidina. Sin embargo, algunos antisépticos pueden retrasar la cicatrización, por lo que es esencial seguir las recomendaciones del establecimiento.

Pomadas antibióticas: Pueden aplicarse después de la limpieza para prevenir infecciones.

Aclarado :

Tras la limpieza y desinfección, enjuague la quemadura a fondo con agua estéril o solución salina para eliminar cualquier residuo.

Secado :

Con cuidado: Utilice un paño suave o una gasa estéril para secar la quemadura. Evite frotar.

Preparación del apósito: Asegúrese de que la zona está seca antes de aplicar el apósito para evitar la maceración.

Seguimiento :

Signos de infección: Tras la limpieza, vigile regularmente la zona para detectar signos de infección como enrojecimiento creciente, pus, mal olor o fiebre en el paciente.

Desinfectar y limpiar las quemaduras son pasos esenciales que requieren meticulosidad y delicadeza. La habilidad de la enfermera en este procedimiento es vital para garantizar una curación óptima y reducir las posibles complicaciones.

Desbridamiento: Importancia y métodos

El desbridamiento es un proceso médico esencial en el tratamiento de las quemaduras, ya que elimina el tejido necrótico (muerto) y contaminado de la superficie de la quemadura. La eliminación de este tejido facilita la cicatrización, reduce el riesgo de infección y mejora el aspecto estético de la cicatriz final. Se trata de una fase delicada que requiere experiencia y precisión.

La importancia del desbridamiento :
- **Prevención de infecciones : El** tejido necrótico puede convertirse en un caldo de cultivo para las bacterias.
- **Facilita la cicatrización:** Al eliminar el tejido no viable, el desbridamiento favorece el crecimiento de tejido nuevo y sano.
- **Reducción de cicatrices:** Un desbridamiento adecuado puede minimizar la formación de cicatrices antiestéticas o contraídas.

Métodos de desbridamiento :
- Desbridamiento quirúrgico :
  - Este es el método más rápido y común.
  - Implica el uso de instrumentos quirúrgicos para eliminar mecánicamente el tejido necrótico.
  - Este procedimiento puede requerir anestesia local o general.
- Desbridamiento enzimático :
  - Este método utiliza enzimas tópicas para disolver el tejido necrótico.
  - Es menos invasivo que el desbridamiento quirúrgico y suele utilizarse para las quemaduras más pequeñas o como complemento de la cirugía.
- Desbridamiento autolítico :
  - Se trata de un método natural que utiliza las propias enzimas corporales del paciente.
  - Los apósitos oclusivos o de hidrogel se utilizan para mantener un entorno húmedo, favoreciendo la autolisis del tejido necrótico.

- Es un proceso más lento, pero menos doloroso e invasivo.
- Desbridamiento mecánico :
  - Esto puede implicar el uso de una gasa húmeda que se deja secar sobre la quemadura y luego se retira, llevándose consigo el tejido necrótico a medida que se retira.
  - Aunque este método es más sencillo, puede ser doloroso y también puede eliminar tejido sano.
- Desbridamiento biológico :
  - Utiliza gusanos esterilizados de ciertas especies de moscas para descomponer y consumir el tejido necrótico sin dañar el tejido vivo.
  - Es un método eficaz, pero puede no ser bien aceptado por todos los pacientes debido a su naturaleza.
- Cuidados tras el desbridamiento :
  - **Apósitos:** Dependiendo del método de desbridamiento, se necesitarán apósitos específicos para proteger la zona, favorecer la cicatrización y prevenir la infección.
  - **Control del dolor:** El desbridamiento puede ser doloroso. Es esencial vigilar y controlar el dolor del paciente de forma proactiva.
  - **Vigilancia de los signos de infección:** A pesar del desbridamiento, sigue existiendo el riesgo de infección. Por lo tanto, es crucial observar atentamente la zona tratada.

El desbridamiento, cuando se realiza correctamente y en el momento adecuado, desempeña un papel crucial en el tratamiento de las quemaduras. La elección del método dependerá de la gravedad de la quemadura, su localización y las preferencias y necesidades del paciente. La habilidad de la enfermera en este ámbito es esencial para garantizar los mejores cuidados posibles y promover una curación óptima.

Tratamiento del dolor: Medicamentos y métodos no medicinales

El tratamiento del dolor es fundamental para el cuidado de los pacientes con quemaduras graves. Requiere un enfoque holístico, que combine intervenciones farmacológicas y no farmacológicas para proporcionar un alivio óptimo y promover la curación.

- Medicamentos para el tratamiento del dolor :
  - Analgésicos no opiáceos :
    - Paracetamol (Acetaminofeno): Suele utilizarse para el dolor leve o moderado.
    - AINE (como el ibuprofeno): Pueden reducir el dolor y la inflamación. Sin embargo, deben utilizarse con precaución en ciertos pacientes debido a sus posibles efectos secundarios.
  - Opiáceos :
    - Morfina, fentanilo, oxicodona: Estos fármacos se utilizan para el dolor de moderado a intenso. Deben administrarse bajo estrecha supervisión debido a sus efectos secundarios y al riesgo de dependencia.
  - Analgésicos coadyuvantes :
    - Ciertos anticonvulsivos y antidepresivos pueden utilizarse para complementar el tratamiento del dolor, en particular del dolor neuropático.
  - Anestésicos locales :
    - Lidocaína, bupivacaína: Estos medicamentos pueden utilizarse en

forma tópica o inyectable para adormecer una zona específica.

Métodos nc medicinales :

Terapias físicas :

Hidroterapia: El agua caliente puede ayudar a limpiar las heridas al tiempo que alivia el dolor.

Fisioterapia: El movimiento controlado puede prevenir las contracturas y ayudar a controlar el dolor.

Técnicas de relajación y distracción :

Meditación y respiración profunda: Estas técnicas pueden ayudar a relajar el cuerpo y la mente, reduciendo la percepción del dolor.

Musicoterapia: Escuchar música puede ser una excelente distracción y también puede tener un efecto calmante.

Arteterapia: Dibujar, pintar o modelar con arcilla puede ayudar a los pacientes a expresar sus sentimientos al tiempo que les distrae del dolor.

Intervenciones psicológicas :

Terapia cognitivo-conductual: Este enfoque puede ayudar a los pacientes a desarrollar estrategias para controlar su dolor.

Hipnoterapia: Algunos pacientes encuentran alivio mediante la hipnosis.

Terapias complementarias :

Acupuntura y acupresión: Estas técnicas pueden ayudar a aliviar el dolor estimulando determinados puntos del cuerpo.

Masaje: Puede relajar los músculos y mejorar la circulación, ayudando a reducir el dolor.

El tratamiento del dolor en pacientes quemados es una tarea compleja que requiere un enfoque personalizado. Una combinación de métodos farmacológicos y no farmacológicos suele ser la clave para garantizar la comodidad del paciente, promover la curación y prevenir las complicaciones a largo plazo asociadas a un dolor mal controlado.

Técnicas de vendaje e injertos de piel

A la hora de tratar las quemaduras, los apósitos y los injertos de piel son elementos fundamentales. La elección del apósito o de la técnica de injerto depende de la gravedad de la quemadura, su localización y el estado general del paciente.

Técnicas de vendaje :

Apósitos húmedos y secos: Este método consiste en aplicar una compresa húmeda sobre la quemadura, que luego se cubre con un vendaje seco. Esto permite limpiar la herida cuando se cambia el apósito.

Apósitos hidrocoloides: Compuestos por una matriz formadora de gel, mantienen un entorno húmedo que favorece la cicatrización al tiempo que protegen contra las infecciones.

Apósitos de hidrogel: Estos apósitos están compuestos principalmente de agua y proporcionan la humedad esencial a la herida, facilitando la cicatrización y el desbridamiento autolítico.

Apósitos de alginato: Fabricados a partir de algas marinas pardas, son especialmente absorbentes y adecuados para heridas exudativas.

Apósitos de plata : La plata es un agente antimicrobiano. Estos apósitos se utilizan para prevenir o tratar infecciones en heridas por quemaduras.

Láminas de poliuretano: Son apósitos semipermeables que permiten el intercambio gaseoso al tiempo que retienen la humedad, adecuados para quemaduras superficiales.

Injertos de piel :

Trasplantes autólogos :

Injertos epidérmicos finos: extirpación de una capa fina de la epidermis del propio paciente. Suelen utilizarse para grandes zonas quemadas.

Injertos de espesor total: Incluyen la epidermis y parte de la dermis. Ofrecen un mejor resultado estético y funcional, pero la zona donante también requiere un injerto o una sutura.

Aloinjertos: Tejidos tomados de un donante humano, a menudo utilizados como solución temporal a la espera de un trasplante autólogo.

Xenoinjertos: Tejidos tomados de animales, normalmente cerdos. Se utilizan como solución temporal debido al riesgo de rechazo.

Injertos sintéticos :

Integra: Un sustituto de la piel con una capa de colágeno para la dermis y una membrana de silicona para la epidermis temporal.

Dermagraft: Elaborado a partir de fibroblastos humanos, se utiliza para ayudar a regenerar la dermis.

Cultivos de queratinocitos: En el caso de pacientes con grandes zonas quemadas, se pueden cultivar células cutáneas en el laboratorio y aplicarlas después sobre la herida.

El dominio de las técnicas de vendaje e injertos cutáneos es esencial para garantizar una cicatrización óptima de los pacientes quemados. Cada paciente es único, por lo que es crucial evaluar y revisar periódicamente las opciones de tratamiento para adaptarse a las necesidades cambiantes de la herida y del paciente. La colaboración multidisciplinar entre enfermeras, cirujanos y otros profesionales sanitarios es esencial para proporcionar los mejores cuidados posibles.

Capítulo 5

RETOS NUTRICIONALES Y METABÓLICA

Comprender el catabolismo postquemadura

El catabolismo postquemadura se refiere a la aceleración del metabolismo que se produce tras una quemadura grave. Se trata de una respuesta fisiológica compleja en la que intervienen muchos sistemas corporales y su comprensión es crucial para el tratamiento óptimo de los pacientes quemados.

Los fundamentos del catabolismo :

El catabolismo es el proceso de descomposición de moléculas complejas en otras más simples en el organismo, liberando energía. En el contexto postquemadura, este proceso se acelera, lo que provoca un aumento de la degradación muscular y otros efectos sistémicos.

Factores desencadenantes del catabolismo postquemadura :

Inflamación: Una quemadura provoca una intensa respuesta inflamatoria que libera citoquinas y otros mediadores proinflamatorios. Estas sustancias estimulan el catabolismo.

Estrés: Las quemaduras son una forma grave de trauma para el organismo, ya que desencadenan la liberación de hormonas del estrés como el cortisol, que también favorecen el catabolismo.

Ayuno forzado: La incomodidad y el dolor pueden reducir la ingesta de alimentos del paciente, contribuyendo al catabolismo.

Consecuencias del catabolismo postquemadura :

Pérdida muscular: El aumento de la degradación proteica conduce a una pérdida muscular significativa, que afecta a la fuerza y la movilidad del paciente.

Atrofia de órganos: Al igual que los músculos, los órganos también pueden sufrir atrofia en respuesta al estado catabólico.

Retraso en la curación: Un estado catabólico prolongado puede comprometer la capacidad del organismo para curarse eficazmente.

Complicaciones metabólicas: Incluyen la hiperglucemia, la acidosis metabólica y otros desequilibrios.

Intervenciones para contrarrestar el catabolismo :

Nutrición: La ingesta adecuada de calorías y proteínas es crucial. A menudo se prefiere la nutrición enteral, que consiste en alimentar directamente al estómago o al intestino a través de una sonda.

Agentes anabolizantes : Ciertos fármacos pueden ayudar a contrarrestar los efectos catabólicos, aunque su uso requiere una evaluación cuidadosa.

Fisioterapia: La movilización temprana y la fisioterapia pueden ayudar a prevenir una pérdida muscular excesiva.

Tratamiento del dolor: Un buen tratamiento del dolor puede favorecer la ingesta de alimentos y la movilización, reduciendo así el catabolismo.

El catabolismo postquemadura es un reto importante en el tratamiento de los pacientes quemados. Las enfermeras y el equipo médico deben estar atentos y ser proactivos a la hora de identificar los signos de un mayor estado catabólico e intervenir adecuadamente. Una intervención precoz y coordinada es esencial para mejorar los resultados de los pacientes y reducir las complicaciones a largo plazo asociadas a esta afección.

Importancia nutrición enteral y parenteral

Cuando se trata de atender a pacientes quemados, la nutrición desempeña un papel fundamental en el proceso de curación. Las necesidades de energía y proteínas aumentan drásticamente tras una quemadura grave debido a la respuesta metabólica hipercatabólica descrita anteriormente. La nutrición enteral (NE) y la nutrición parenteral (NP) son dos métodos esenciales para satisfacer estas necesidades.

   Nutrición enteral (NE):
      Definición: la NE consiste en la administración de nutrientes directamente en el tracto gastrointestinal a través de una sonda, que suele introducirse por la nariz hasta el estómago (sonda nasogástrica) o el intestino delgado (sonda nasoyeyunal).
      Ventajas :
         Preservar la integridad intestinal: Utilizar el intestino ayuda a mantener su función y a prevenir la atrofia de la pared intestinal.
         Menor riesgo de infección: A diferencia de la NP, la NE se asocia a un menor riesgo de infección sistémica.
         Coste: Generalmente menos caro que el PN.
      Desventajas y retos :
         Tolerancia: Algunos pacientes pueden experimentar problemas de tolerancia como náuseas, vómitos o diarrea.

Riesgo de aspiración: Si el paciente regurgita, existe riesgo de aspiración pulmonar.

Nutrición parenteral (NP):

Definición: La NP es la administración de nutrientes directamente en el torrente sanguíneo a través de un catéter venoso central.

Ventajas :

Utilidad: Indicado para pacientes que no pueden utilizar su tracto gastrointestinal o cuando la NE está contraindicada.

Control preciso: Las ingestas pueden ajustarse con precisión para satisfacer las necesidades específicas del paciente.

Desventajas y retos :

Riesgo de infección: La NP puede aumentar el riesgo de infecciones, en particular las relacionadas con el catéter.

Complicaciones hepáticas: El uso prolongado de NP puede provocar complicaciones hepáticas.

Coste: Generalmente más caro que la NE.

Consideraciones para pacientes quemados :

Mayores necesidades: Los pacientes con quemaduras tienen unas necesidades calóricas y proteínicas significativamente mayores para favorecer la cicatrización y combatir el catabolismo.

Evaluación periódica: Es esencial controlar la nutrición con regularidad para asegurarse de que se satisfacen las necesidades del paciente y ajustar la ingesta a medida que éste progresa.

La nutrición, ya sea enteral o parenteral, es la piedra angular de la atención a los pacientes quemados. Las enfermeras y el equipo médico deben colaborar estrechamente con los dietistas para desarrollar y aplicar un plan nutricional adecuado, al tiempo que vigilan de cerca el estado del paciente y ajustan el plan según sea necesario.

Seguimiento y ajuste necesidades energéticas

El tratamiento nutricional de los pacientes quemados no es estático. De hecho, las necesidades energéticas de estos pacientes cambian a medida que lo hace su estado clínico. Por lo tanto, es esencial vigilar de cerca su estado nutricional y ajustar la ingesta energética en consecuencia.

La importancia de la vigilancia :
  La curación de las quemaduras es un proceso que consume mucha energía, combinado con la respuesta hipermetabólica provocada por la quemadura, por lo que las necesidades energéticas aumentan.
  Una nutrición inadecuada puede retrasar la cicatrización, aumentar el riesgo de infección y tener un impacto negativo en la función muscular y la movilidad.
Evaluación inicial :
  Balance calórico: Cálculo de las necesidades energéticas básicas, sumadas a las necesidades adicionales ligadas al quemado. Pueden utilizarse varias fórmulas, como la de Curreri.

- **Equilibrio proteínico:** Las proteínas son esenciales para la reparación de los tejidos. Un equilibrio proteínico adecuado también es crucial.

Métodos de seguimiento :

- **Peso corporal:** Una pérdida o un aumento de peso inesperados pueden indicar un desequilibrio energético.
- **Balance de nitrógeno:** Medida de la cantidad de nitrógeno ingerida en relación con la eliminada. Un balance de nitrógeno negativo sugiere una degradación muscular.
- **Mediciones antropométricas:** como el pliegue cutáneo o la circunferencia muscular, para evaluar el estado nutricional.
- **Análisis de laboratorio: como la** albúmina y la prealbúmina, aunque sus niveles pueden verse afectados por factores distintos de la nutrición.

Ajustar las necesidades :

- **Reevaluación de las necesidades:** A medida que el paciente se cura, la superficie de la quemadura disminuye, lo que reduce la necesidad de calorías adicionales.
- **Respuestas clínicas:** como una cicatrización lenta o signos de desnutrición, que sugieren la necesidad de ajustar la ingesta nutricional.
- **Complicaciones: como las** infecciones, que pueden aumentar las necesidades energéticas.
- **Nivel de actividad: La** movilización y la rehabilitación aumentan el gasto energético.

Coordinación con el equipo médico :

Controlar y ajustar la nutrición es una tarea multidisciplinar. Enfermeras, médicos, dietistas y terapeutas deben trabajar juntos para garantizar un tratamiento nutricional óptimo.

El seguimiento riguroso de las necesidades energéticas de los pacientes quemados y su ajuste en consecuencia son esenciales para favorecer la curación, prevenir complicaciones y promover la recuperación. No se trata de un enfoque único para todos, sino de una evaluación individualizada y continua para satisfacer las necesidades específicas de cada paciente.

Capítulo 6

COMPLICACIONES Y SU TRATAMIENTO

Infecciones: prevención y tratamiento

Los pacientes con quemaduras son especialmente vulnerables a las infecciones debido a la pérdida de la primera línea de defensa del organismo: la piel. Además, la respuesta inflamatoria asociada a la quemadura, así como los procedimientos invasivos necesarios para el tratamiento, aumentan aún más este riesgo. De ahí la importancia vital de prevenir y tratar rápidamente las infecciones en estos pacientes.

¿Por qué corren riesgo los pacientes quemados?

Barrera cutánea comprometida: La piel actúa como barrera contra los agentes patógenos. Una quemadura destruye esta barrera, dejando los tejidos subyacentes expuestos y vulnerables.

Inmunosupresión: La respuesta inmunitaria puede debilitarse tras una quemadura, sobre todo como consecuencia del estrés, la cirugía y ciertos fármacos.

Entorno hospitalario: La estancia prolongada en el hospital expone a los pacientes a patógenos nosocomiales.

Prevención de infecciones :

Higiene rigurosa: Lavarse las manos es esencial para el personal asistencial, los pacientes y los visitantes.

Cuidados estériles: Las heridas deben limpiarse, desinfectarse y vendarse en condiciones estériles.

Aislamiento: Dependiendo de la gravedad de la quemadura y del estado del paciente, puede recomendarse el aislamiento.

Vigilancia: Es crucial vigilar regularmente los signos de infección (enrojecimiento, calor, pus, fiebre).

Profilaxis antibiótica: El uso de antibióticos como medida preventiva puede considerarse en ciertos casos, aunque esto está abierto a debate debido al riesgo de resistencia bacteriana.

Signos y síntomas de infección :

Local: Enrojecimiento, calor, edema, pus, retraso en la cicatrización.

Sistémicos: fiebre, escalofríos, taquicardia, hipotensión.

Tratamiento de las infecciones :

Identificación del agente patógeno: se realizan cultivos para determinar el agente causante y su sensibilidad a los antibióticos.

Terapia antibiótica: La elección del antibiótico debe basarse en los resultados de los cultivos y adaptarse en consecuencia.

Soporte hemodinámico: En la sepsis, mantener la presión arterial y la perfusión de los órganos es crucial.

Intervención quirúrgica: En algunos casos, es necesario el desbridamiento quirúrgico del tejido infectado.

Cuidado optimizado de las heridas: Garantizar el cuidado adecuado de las heridas para favorecer la cicatrización y reducir la carga bacteriana.

Resistencia bacteriana :

Un reto creciente: El uso excesivo de antibióticos puede provocar la aparición de cepas resistentes.

Medidas preventivas: Limite el uso de antibióticos a lo estrictamente necesario, controle regularmente la flora microbiana del paciente y adopte prácticas estériles rigurosas.

La prevención y el tratamiento de las infecciones en los pacientes quemados son aspectos centrales de su atención. La vigilancia constante, la respuesta rápida a los signos de infección y la estrecha colaboración entre todo el equipo médico son esenciales para minimizar las complicaciones y optimizar los resultados de los pacientes.

Curación: Hipertrofia y contracturas

Cuando la piel resulta gravemente dañada, como en el caso de las quemaduras, el proceso de curación suele ir acompañado de complicaciones. Dos de las complicaciones más frecuentes tras la cicatrización de las quemaduras son las cicatrices hipertróficas y las contracturas. Estas manifestaciones pueden tener consecuencias tanto funcionales como estéticas para el paciente.

Cicatrización hipertrófica :
Definición: Una cicatriz hipertrófica es una cicatriz gruesa, elevada, rojiza y a menudo pruriginosa que se desarrolla en el lugar de una herida anterior. A diferencia de los queloides, generalmente no se extienden más allá de los límites de la herida original.

Factores de riesgo: tensión en la herida, infección, retraso en la cicatrización, localización de la quemadura (ciertas zonas del cuerpo son más susceptibles, como el tórax o las articulaciones).

Tratamiento: Puede incluir masajes, vendajes de presión, inyecciones de esteroides, crioterapia, terapia láser y, en algunos casos, cirugía.

Contracturas :

Definición: Las contracturas son el resultado de la contracción y el endurecimiento del tejido de la piel, los músculos o los tendones, lo que limita el movimiento. En el contexto de las quemaduras, suelen producirse cuando una quemadura se extiende por una articulación.

Factores de riesgo: Profundidad y extensión de la quemadura, localización cercana a las articulaciones, inmovilización prolongada.

Tratamiento: La prevención es esencial, de ahí la importancia de los ejercicios tempranos de amplitud de movimiento y la fisioterapia. Si ya se ha formado una contractura, el tratamiento puede requerir cirugía para liberarla, seguida de rehabilitación.

Prevención :

Cuidado adecuado de las heridas: El cuidado y el desbridamiento adecuados de las heridas pueden reducir el riesgo de cicatrices hipertróficas.

Movilización precoz: Mover y estirar la zona quemada lo antes posible puede evitar que se formen contracturas.

Protección solar: La piel cicatrizada es más sensible a los rayos UV, que pueden empeorar el aspecto de las cicatrices. Por lo tanto, se recomienda la protección solar.

Impacto psicológico :

Las cicatrices y las contracturas no son sólo problemas físicos. Pueden tener un impacto significativo en la autoestima del paciente, su imagen corporal y su calidad de vida en general.

Es esencial proporcionar a los pacientes apoyo psicológico, ayudarles a gestionar su nuevo aspecto e informarles sobre las opciones de tratamiento disponibles.

Las cicatrices hipertróficas y las contracturas son complicaciones potenciales pero manejables de las quemaduras. Con una intervención temprana, una atención multidisciplinar y un enfoque en la rehabilitación y la prevención, muchos pacientes pueden recuperar sus funciones normales y mejorar el aspecto de sus cicatrices. Los cuidados no terminan con el cierre de la herida; a menudo es necesario un apoyo a largo plazo para garantizar el mejor resultado posible para los pacientes quemados.

Complicaciones respiratorias: Inhalación de humo y ventilación

Las quemaduras no son sólo lesiones cutáneas. En caso de incendio o exposición a humos tóxicos, el sistema respiratorio puede verse gravemente afectado. Las complicaciones respiratorias se encuentran entre las causas más frecuentes de morbilidad y mortalidad en los pacientes quemados, sobre todo en las primeras horas y días posteriores al incidente.

Inhalación de humo :

Fisiopatología: La inhalación de humo provoca inflamación y edema de las vías respiratorias, así como una reducción de la capacidad de intercambio gaseoso debido a las toxinas inhaladas.

Síntomas: Tos, disnea, sibilancias, ronquera y producción de esputo carbonoso.

Diagnóstico: Broncoscopia, pulsioximetría, gasometría arterial e imagen torácica.

Tratamiento: oxigenoterapia, broncodilatadores, esteroides y, en casos graves, intubación y ventilación mecánica.

Complicaciones de la inhalación :

Neumonía por inhalación: Infección de los pulmones causada por la inhalación de bacterias procedentes de la boca o la garganta.

Daño térmico: El daño térmico directo puede causar quemaduras en las vías respiratorias.

Intoxicación por monóxido de carbono (CO): Se trata de una emergencia médica en la que el CO desplaza el oxígeno de la sangre, provocando hipoxia.

Ventilación mecánica :

Indicaciones: Insuficiencia respiratoria, protección de las vías respiratorias o necesidad de sedación profunda para otros tratamientos.

Modo y parámetros: Depende de la gravedad del daño pulmonar y de las necesidades específicas del paciente.

Posibles complicaciones: Barotrauma, neumotórax, infecciones asociadas a la ventilación.

Cuidados específicos   de enfermería :

Monitorización: Control regular de las constantes vitales, la saturación de oxígeno y los parámetros ventilatorios.

Higiene bronquial: Aspiración de secreciones, uso de agentes mucolíticos y fisioterapia respiratoria.

Protección de las vías respiratorias: Asegúrese de que el tubo endotraqueal está bien sujeto y de que la cabeza está en posición neutra para evitar desplazamientos o extubaciones accidentales.

Apoyo nutricional: Los pacientes con ventilación mecánica tienen mayores necesidades energéticas.

Rehabilitación respiratoria :

Fisioterapia respiratoria: Ayuda a movilizar las secreciones y a mejorar la función pulmonar.

Ejercicios de respiración: Como técnicas de respiración profunda, para aumentar la capacidad pulmonar.

Destete de la ventilación: Un proceso gradual para permitir al paciente reanudar su respiración independiente.

Las complicaciones respiratorias tras una quemadura pueden ser graves y potencialmente mortales. El tratamiento rápido y eficaz de la inhalación de humo y de las complicaciones asociadas es esencial para la supervivencia y recuperación del paciente. El papel de la enfermera en la vigilancia, los cuidados y la rehabilitación de estos pacientes es fundamental y requiere experiencia, atención constante y una estrecha colaboración con el resto del equipo médico.

Capítulo 7

RENOVACIÓN Y APOYO PSICOSOCIAL

El proceso de rehabilitación: De la cama del hospital al hogar

Los cuidados de un paciente quemado no terminan con la curación de sus heridas. Las consecuencias de una quemadura grave pueden durar mucho tiempo después del alta hospitalaria, afectando tanto a la función física como al bienestar psicológico del paciente. La rehabilitación es, por tanto, una parte esencial del proceso de curación.

- Evaluación inicial y continua :
  - **Físico:** Evaluación de la movilidad, la fuerza, la resistencia y las limitaciones funcionales.
  - **Psicológico:** Evaluación de la salud mental, la autoestima, la imagen corporal y la adaptación al trauma.
  - **Social:** Consideración de la red de apoyo, alojamiento, empleo y necesidades educativas.
- Terapia física y ocupacional :
  - **Objetivos:** Mantener y mejorar la movilidad, prevenir contracturas, fortalecer los músculos y facilitar la vuelta a las actividades cotidianas.
  - **Intervenciones:** Movilización articular, estiramientos, fortalecimiento, terapia ocupacional y adaptación de las actividades cotidianas.
- Tratamiento del dolor y de las cicatrices :
  - **Fisioterapia:** Técnicas como la estimulación eléctrica transcutánea (TENS) o la terapia con ultrasonidos.
  - **Masaje de cicatrices:** Ayuda a reducir el grosor y la hipersensibilidad de las cicatrices.
  - **Ortesis:** Dispositivos diseñados para inmovilizar o ayudar al movimiento de una articulación o segmento corporal.

Apoyo psicológico :

- **Terapia individual:** Ayuda a tratar el estrés postraumático, la depresión, la ansiedad y otros trastornos psicológicos.
- **Grupos de apoyo:** para compartir experiencias y estrategias de afrontamiento con otros pacientes quemados.

Educación y formación :

- **Autocuidados:** Enseñar el cuidado de las cicatrices, la protección solar y el tratamiento de los síntomas en casa.
- **Formación profesional:** Para quienes necesitan adaptarse o cambiar de profesión tras una lesión.

Reinserción social y vuelta al trabajo :

- **Evaluación de la capacidad:** Para determinar si el paciente es capaz de volver a su trabajo anterior o si necesita ser reorientado.
- **Apoyo en la búsqueda de empleo:** Ayudar a los pacientes a encontrar un trabajo adecuado o a aprender un nuevo oficio.

Seguimiento a largo plazo :

- **Clínicas de seguimiento de quemaduras:** Control regular de las cicatrices, la función física y la salud mental.
- **Rehabilitación continua:** Ajustar el plan de rehabilitación a medida que cambian las necesidades del paciente.

La rehabilitación tras una quemadura es un proceso multidimensional, exigente y largo. Cada paciente es único y su vía de rehabilitación debe adaptarse a sus necesidades específicas. Con el apoyo adecuado, muchos pacientes quemados pueden volver a llevar una vida plena y significativa, superando los retos impuestos por su lesión y las cicatrices resultantes. La tarea de la enfermera es acompañar, guiar y apoyar al paciente en cada paso del camino, desde la cama del hospital hasta el hogar y más allá.

Apoyar al paciente:
Gestión del trauma y apoyo psicológico

Sufrir una quemadura grave es una experiencia profundamente traumática. Más allá del dolor físico, las secuelas psicológicas pueden ser igual de devastadoras. Por ello, la atención holística a los pacientes quemados debe incluir una dimensión psicológica, centrada en la comprensión, el apoyo y la orientación.

La dimensión traumática de las quemaduras :

Shock inicial: El momento de la quemadura puede sentirse como un ataque, con una sensación de impotencia y terror.

Dolor: Puede ser persistente, intenso y causar una angustia significativa.

Alteración de la   imagen corporal: La desfiguración puede provocar sentimientos de vergüenza, pudor y aislamiento.

Reacciones psicológicas comunes :

Trastorno de estrés postraumático (TEPT): Flashbacks, evitación, hiperactividad neurovegetativa.

Depresión: Tristeza, apatía, pérdida de interés, pensamientos suicidas.

Ansiedad: Agitación, temores exacerbados, trastornos del sueño.

Evaluación psicológica :

Entrevistas clínicas: para comprender las percepciones, los miedos y las necesidades del paciente.

- **Cuestionarios y escalas:** herramientas estandarizadas para evaluar la gravedad de los síntomas.

Estrategias de apoyo en la fase aguda :

- **Una presencia tranquilizadora:** Una simple presencia, escuchar y tocar puede tranquilizar.
- **Información:** Explicar los procedimientos, tranquilizar a la gente sobre los próximos pasos.
- **Técnicas de relajación:** respiración profunda, meditación, música relajante.

Terapias a largo plazo :

- **Terapia cognitivo-conductual:** Ayuda a los pacientes a reconocer y modificar los pensamientos negativos.
- **Terapia de exposición:** Para pacientes con TEPT, hacer que se enfrenten gradualmente a los recuerdos traumáticos.
- **Arteterapia y musicoterapia: una** forma no verbal de expresar emociones dolorosas.

Grupos de apoyo :

- **Compartir experiencias:** Conocer a otras víctimas de quemaduras puede reducir los sentimientos de aislamiento.
- **Educación:** Los expertos pueden dar consejos sobre el manejo de las cicatrices, la imagen corporal y la reanudación de la vida cotidiana.

Apoyo familiar :

- **Apoyo psicológico: Los** familiares también pueden estar traumatizados o sentirse impotentes.
- **Educación: informarles** sobre cómo ayudar mejor al paciente, cómo escuchar sin ser sobreprotectores.

Preparación para el alta hospitalaria :

- **Anticiparse:** Preparar al paciente para hacer frente a las reacciones de los demás y responder a preguntas delicadas.
- **Remisiones:** Remita a los pacientes a terapeutas o grupos de apoyo adecuados a su situación.

El apoyo psicológico a los pacientes quemados es una parte esencial de sus cuidados. Implica no sólo guiar al paciente a través de los retos del dolor y la recuperación física, sino también ayudarle a navegar por las aguas a menudo turbulentas del trauma psicológico. Las enfermeras, como eje de la atención al paciente, desempeñan un papel esencial en esta misión, siempre escuchando, siempre cuidando, aportando tanto habilidades técnicas como humanidad.

La importancia de los grupos de apoyo y testimonios

Cuando nos enfrentamos a la terrible experiencia de una quemadura grave, el proceso de curación no se limita a una dimensión puramente física. El trauma, la alteración de la imagen corporal y las consecuencias psicosociales conducen a menudo a sentimientos de profundo aislamiento. En este contexto, los grupos de apoyo y los testimonios de otras víctimas de quemaduras desempeñan un papel esencial para ayudar a los pacientes a reconstruir sus vidas.

El poder de la comunidad :
- **Sentido de pertenencia:** Saber que otros han tenido experiencias similares puede reducir los sentimientos de aislamiento.

- **Un entorno seguro:** Un espacio en el que los pacientes puedan compartir sin ser juzgados ni temerosos.
- Grupos de apoyo :
  - **Estructura y funcionamiento:** Reuniones regulares, guiadas por profesionales o compañeros.
  - **Una amplia gama de temas:** tratamiento del dolor, aceptación de la imagen corporal, reincorporación a la vida social y profesional.
  - **Talleres específicos:** Por ejemplo, sesiones sobre maquillaje corrector o gestión de cicatrices.
- Testimonios :
  - **Una fuente de inspiración:** Escuchar cómo otros han superado retos similares puede ser profundamente motivador.
  - **Perspectivas diversas:** Cada historia es única, por lo que ofrece un abanico de perspectivas sobre la curación y la resiliencia.
  - **Plataformas para compartir:** libros, blogs, vídeos, reuniones en directo.
- Beneficios psicológicos :
  - **Validación:** Reconocimiento de emociones y experiencias.
  - **Empoderamiento:** Reforzar el sentimiento de autoeficacia y dominio frente a la adversidad.
  - **Esperanza:** Ver ejemplos de éxito y reconstrucción ofrece una perspectiva positiva para el futuro.
- Impacto en la familia y los amigos :
  - **Educación:** Ayudar a familiares y amigos a comprender la experiencia del paciente.
  - **Apoyo emocional:** Ofrecer a familiares y amigos un espacio para expresar sus propios sentimientos y preocupaciones.

- **Estrategias de apoyo:** Consejos sobre la mejor manera de apoyar a su víctima de quemaduras.

Limitaciones y precauciones :

- **No lo fuerce:** cada paciente es diferente y no todos están preparados o dispuestos a compartir en grupo.
- **Gestionar la dinámica de grupo:** garantizar que el ambiente siga siendo cordial y evitar las interacciones negativas.
- **Confidencialidad:** Garantizar la protección de la información personal y de las historias compartidas.

En el laberinto emocional y psicológico que atraviesan los pacientes quemados, el camino hacia la recuperación suele ser tortuoso. Los grupos de apoyo y los testimonios actúan como brújulas, ofreciendo orientación, ánimo y esperanza. Nos recuerdan que incluso en los momentos más oscuros, la resistencia humana puede brillar y que la comunidad, con sus historias de fuerza y valor, está ahí para iluminar el camino. Para una enfermera, fomentar estas conexiones puede ser a menudo el mayor regalo que se hace a un paciente.

Capítulo 8

EL ASPECTO TECNOLÓGICO EN ATENCIÓN A QUEMADOS

Las últimas innovaciones en apósitos e injertos

La medicina es un campo en constante evolución, sobre todo en lo que se refiere al tratamiento de las quemaduras. Los recientes avances en apósitos e injertos han revolucionado la forma de tratar a las víctimas de quemaduras, ofreciendo más posibilidades de recuperación, menos dolor y mejores resultados estéticos.

Apósitos hidrocoloides e hidrogeles :

Retención de la humedad: Estos apósitos mantienen un entorno húmedo, lo que favorece la cicatrización y reduce el dolor.

Fáciles de aplicar y retirar: Pueden retirarse sin ningún traumatismo adicional para la piel.

Apósitos con pantenol y vitamina E:

Estimulación de la regeneración cutánea: Estos compuestos favorecen la cicatrización de la piel al estimular la proliferación celular.

Reducción de cicatrices**:** Pueden ayudar a minimizar el aspecto de las cicatrices.

Piel artificial y sustitutos de la piel :

Biomateriales: Uso de matrices de colágeno o silicona para crear una estructura temporal o permanente sobre la herida.

Cultivo celular: Se pueden extraer las células del propio paciente, cultivarlas en el laboratorio y volver a aplicarlas sobre la quemadura.

Injertos de piel a demanda :

Impresión en 3D: Las tecnologías de impresión en 3D pueden producir ahora injertos de piel personalizados, utilizando las propias células del paciente para evitar el rechazo.

Biorreactores: Estos dispositivos permiten cultivar grandes áreas de piel para realizar injertos extensivos.

Trasplantes de células madre :

Potencial regenerativo: Las células madre extraídas del paciente o de un donante pueden diferenciarse en varios tipos de células cutáneas, lo que acelera la cicatrización.

Tratamiento de quemaduras profundas: Estas células pueden ayudar a restaurar las capas profundamente dañadas de la piel.

Apósitos inteligentes :

Monitorización en tiempo real: Estos apósitos están equipados con sensores que pueden medir factores como la humedad, la temperatura y el pH, proporcionando una valiosa información sobre el estado de la herida.

Liberación controlada de fármacos: Algunos apósitos inteligentes pueden liberar fármacos o tratamientos de forma dirigida y controlada.

Apósitos antimicrobianos :

Plata y miel: Estas sustancias naturales tienen propiedades antimicrobianas y se incorporan a los apósitos para prevenir infecciones.

Péptidos antimicrobianos: Estas moléculas sintéticas pueden dirigirse a bacterias específicas y destruirlas, ofreciendo una protección personalizada contra las infecciones.

Las innovaciones en apósitos e injertos ilustran el ingenio y la determinación de los investigadores para mejorar los cuidados a los pacientes quemados. Para las enfermeras, estos avances representan nuevas herramientas y técnicas para garantizar los mejores cuidados posibles. Aunque la ciencia sigue evolucionando, el objetivo permanece constante: permitir una curación rápida y eficaz que respete el bienestar del paciente.

Uso de la telemedicina
para la supervisión a distancia

En una época en la que la tecnología está cada vez más presente en todos los aspectos de nuestras vidas, la medicina no es una excepción a esta transformación. La telemedicina, o el uso de las tecnologías de la información y la comunicación para proporcionar atención médica a distancia, ha empezado a desempeñar un papel importante en el seguimiento de los pacientes quemados, revolucionando la forma en que se atiende a estos pacientes tras abandonar el hospital.

- Introducción a la telemedicina :
  - **Definición:** Uso de la tecnología para proporcionar atención médica a distancia.
  - **Historia: Desde sus** modestos comienzos hasta las aplicaciones actuales en casi todos los campos de la medicina.
- Los beneficios de la telemedicina para los pacientes quemados :
  - **Acceso más fácil:** Para quienes viven lejos de los centros especializados, la telemedicina elimina la necesidad de desplazamientos frecuentes.
  - **Reducción de costes:** menos desplazamientos, menos días de hospitalización.
  - **Seguimiento regular:** Permite la observación regular de la evolución de la quemadura, facilitando la intervención precoz en caso de complicaciones.

Comodidad para el paciente: El seguimiento se realiza en la comodidad de su propio hogar.

Detalles prácticos:

Plataformas dedicadas : Aplicaciones y sitios web diseñados específicamente para la telemedicina.

Videoconsultas: interacción en tiempo real entre el paciente y el profesional sanitario.

Fotografía médica: Se utiliza para evaluar visualmente el estado de la quemadura y controlar su evolución.

Transmisión segura de datos: Toda la información se intercambia utilizando protocolos seguros para garantizar la confidencialidad.

El papel de la enfermera en la telemedicina :

Educación: Enseñar a los pacientes a utilizar las herramientas de telemedicina.

Revisiones periódicas: Planifique y realice revisiones periódicas a través de plataformas en línea.

Interpretación: Ayudar a descifrar y analizar la información proporcionada por el paciente.

Retos y preocupaciones :

Limitaciones tecnológicas: No todos los pacientes tienen acceso a la tecnología adecuada o a una conexión estable a Internet.

Formación: Asegúrese de que el personal médico está formado en las herramientas de telemedicina.

Aspectos legales y éticos: garantizar la confidencialidad y seguridad de los datos, obtener el consentimiento informado del paciente.

Estudios de casos y testimonios :

Ejemplos concretos: cómo ha mejorado la telemedicina la atención a determinados pacientes.

Testimonios: las experiencias personales de pacientes y profesionales sanitarios que utilizan la telemedicina.

A medida que la telemedicina sigue evolucionando, su valor en el seguimiento de los pacientes quemados es cada vez más evidente. Ofrece una solución práctica, rentable y centrada en el paciente para garantizar un seguimiento médico regular y de alta calidad. Para las enfermeras, representa una ampliación de su papel, ya que les permite proporcionar cuidados continuos al tiempo que refuerza el vínculo con el paciente, incluso a distancia. Al adoptar y adaptar estas innovaciones tecnológicas, la profesión enfermera está contribuyendo a dar forma al futuro de los cuidados médicos.

El papel de la simulación en la formación: reproducir situaciones de la vida real

La simulación en la formación médica es un enfoque educativo que utiliza equipos, dispositivos y/o entornos virtuales para reproducir situaciones reales o potenciales. En el contexto de la atención a quemados, la simulación ofrece una oportunidad inestimable para formar a enfermeras y equipos médicos en la respuesta a situaciones complejas en un entorno controlado.

Introducción a la simulación médica :

Orígenes: De la formación aeronáutica a la medicina.

Desarrollo : El auge de las tecnologías de simulación y su integración en el plan de estudios de medicina.

Tipos de simulación :

Maniquíes de alta fidelidad: Modelos anatómicamente correctos capaces de reproducir los signos vitales y los síntomas.

Simulaciones virtuales: programas informáticos y realidad aumentada para sumergir a los estudiantes en una situación médica.

Role-playing: escenificación de escenarios con actores que interpretan el papel de pacientes.

Beneficios de la simulación :

Práctica sin riesgos: Los alumnos pueden cometer errores sin consecuencias reales para el paciente.

Reproducción de escenarios poco frecuentes: Simule situaciones poco frecuentes pero graves que requieran una respuesta rápida y eficaz.

Feedback inmediato: Los formadores pueden ofrecer feedback en tiempo real y sesiones informativas después de cada sesión.

Fomento de la confianza: La exposición a situaciones repetidas refuerza las habilidades y la confianza de los alumnos.

Aplicación en el tratamiento de quemaduras:

Evaluación inicial: Simulación de la llegada de un paciente gravemente quemado.

Manejo de las vías respiratorias : Formación en el manejo de las complicaciones respiratorias en víctimas de quemaduras.

Procedimientos invasivos: Realización de técnicas como el desbridamiento o el injerto de piel en maniquíes.

Gestión emocional: simulación de situaciones para ayudar a los cuidadores a gestionar sus emociones y las de sus pacientes.

Integración de la simulación en el plan de estudios :

Formación inicial: Incluir la simulación desde las primeras etapas de la formación enfermera.

Formación continua: Cursos regulares de reciclaje para actualizar y reforzar las competencias.

Retos y perspectivas :

Coste elevado: La simulación de alta tecnología puede resultar cara.

Actualización tecnológica: Mantener al día los equipos y los programas.

Formación de los formadores: Garantizar que los formadores sean competentes para enseñar utilizando la simulación.

Validación: Investigación en curso para demostrar la eficacia de la simulación en la mejora de los resultados de los pacientes.

La formación con simulación ha transformado radicalmente la forma en que las enfermeras y los equipos médicos se preparan para afrontar los retos de la atención a quemados. Reproduce el estrés, la urgencia y la complejidad de las situaciones de la vida real a la vez que proporciona un entorno de aprendizaje seguro. A medida que la tecnología siga avanzando, es seguro que la simulación desempeñará un papel cada vez más central en la formación de los profesionales sanitarios, preparándoles de forma óptima para proporcionar una atención de calidad a los pacientes quemados.

Capítulo 9

ÉTICA
Y
ATENCIÓN
A
QUEMADOS

Consentimiento informado
y el respeto a la autonomía del paciente

El consentimiento informado es una piedra angular de la medicina moderna que refleja el valor intrínseco que se concede a la autonomía del paciente. En el contexto del tratamiento de quemaduras, donde las intervenciones pueden ser invasivas, dolorosas y tener implicaciones a largo plazo, no puede subestimarse la importancia del consentimiento informado y el respeto a la autonomía.

Comprender el consentimiento informado :

Antecedentes: De la simple autorización a un proceso de intercambio de información.

Principios éticos: autonomía, beneficencia, no maleficencia y justicia.

Legislación: Las leyes y reglamentos vigentes relativos al consentimiento médico.

Elementos del consentimiento informado :

Información: Los pacientes deben estar plenamente informados sobre su enfermedad, las opciones de tratamiento disponibles y los riesgos y beneficios asociados.

Comprensión: los pacientes deben entender la información proporcionada, evitando la jerga médica.

Voluntad: El consentimiento debe darse voluntariamente, sin coacción ni presión.

Capacidad: El paciente debe ser mental y emocionalmente capaz de tomar una decisión.

La importancia del diálogo :

Escucha activa: prestar atención a las preocupaciones, preguntas y valores del paciente.

Preguntas: Anime a los pacientes a hacer preguntas para aclarar sus dudas.

Adaptabilidad: Adaptar la información al nivel de comprensión del paciente y a sus necesidades específicas.

El consentimiento en el contexto de las quemaduras

Emergencia frente a autonomía: Navegar en situaciones en las que se requiere un tratamiento rápido, respetando al mismo tiempo la autonomía del paciente.

Consideraciones especiales: Los pacientes bajo los efectos de la medicación, los niños o las personas traumatizadas pueden requerir enfoques adaptados del consentimiento.

Rechazo del tratamiento :

Respete la decisión: Incluso si el personal médico no está de acuerdo.

Asesoramiento: Ofrecer orientación y apoyo en caso de rechazo, para asegurarse de que el paciente comprende plenamente las implicaciones.

Casos especiales :

Tutores legales: Para pacientes incapaces de dar su consentimiento (niños, personas con deterioro cognitivo).

Situaciones de emergencia: Cuando no hay tiempo para obtener un consentimiento informado completo.

Retos y preocupaciones :

Barreras lingüísticas: cómo garantizar el consentimiento informado cuando el paciente y el profesional sanitario no hablan el mismo idioma.

Diversidad cultural: Respetar y comprender las diferentes perspectivas culturales sobre la salud y el tratamiento.

El consentimiento informado es mucho más que una mera formalidad administrativa; es una manifestación del profundo respeto que se concede a la autonomía y la dignidad del paciente. En el tratamiento de las quemaduras, donde las decisiones pueden tener consecuencias para toda la vida, este equilibrio entre proporcionar unos cuidados óptimos y respetar los deseos del paciente es a la vez un arte y una ciencia. Es un recordatorio constante para los profesionales sanitarios de la humanidad intrínseca de su trabajo, afirmando que cada paciente no es sólo un cuerpo al que hay que cuidar, sino también una voz que hay que escuchar y una voluntad que hay que respetar.

Reflexiones sobre el final de la vida sobre el tratamiento implacable

El tratamiento de los pacientes gravemente quemados enfrenta a los equipos médicos a importantes dilemas éticos. Uno de los más conmovedores es el equilibrio entre prolongar la vida mediante una intervención médica intensiva y reconocer que puede haber momentos en los que limitar o interrumpir el tratamiento puede ser lo mejor para el paciente. Este capítulo examina la delicada cuestión de la prolongación terapéutica al final de la vida.

Comprender el ensañamiento terapéutico :
Definición: Distinción entre cuidados intensivos legítimos y tratamiento excesivo sin beneficio real para el paciente.
Antecedentes: El desarrollo de las tecnologías médicas y la capacidad de prolongar la vida.
Principios éticos en juego :
Autonomía: Respeto de los deseos y valores del paciente.
Beneficencia: Proporcionar un bienestar óptimo al paciente.

- **No maleficencia:** No hacer daño o evitar causar un daño innecesario.
- **Justicia:** Garantizar la equidad en la toma de decisiones.

Evaluación de la calidad de vida :

- **Desafíos inherentes:** La subjetividad de la noción de "calidad de vida".
- **Evaluación clínica:** Para evaluar el potencial de recuperación funcional, el dolor y otras morbilidades.
- **Perspectiva del paciente:** cómo percibe el paciente su calidad de vida y sus expectativas de futuro.

Comunicación con el paciente y la familia :

- **Franqueza:** Fomentar un diálogo sincero sobre el pronóstico y las opciones de tratamiento.
- **Apoyo emocional:** Reconocer y responder a las necesidades emocionales de los pacientes y sus familias.
- **Toma de decisiones compartida:** implicar activamente al paciente y a su familia en las decisiones sobre los cuidados.

Decisión de limitar o interrumpir el tratamiento :

- **Consideraciones clínicas:** Analice las posibilidades de recuperación y los beneficios potenciales de las intervenciones.
- **Consideraciones éticas:** Evaluar si la continuación de los cuidados constituye un ensañamiento terapéutico.
- **Voluntades anticipadas :** La importancia de las voluntades anticipadas elaboradas por el paciente.

Apoyo al final de la vida :

- **Cuidados paliativos:** aliviar el dolor y mejorar la calidad de vida.

- **Apoyo psicológico:** para el paciente, la familia y el equipo asistencial.
- **Ritual y espiritualidad:** reconocer la importancia de las necesidades espirituales al final de la vida.

Reflexión sobre el papel de los cuidadores:
- **Desafíos emocionales:** lidiar con el estrés, la culpa y el duelo.
- **Apoyo profesional: la** importancia de la supervisión, los grupos de discusión y la formación continua.

El final de la vida es un momento delicado que requiere sensibilidad, compasión y sabiduría por parte de los cuidadores. En el cuidado de pacientes con quemaduras graves, es crucial reconocer cuándo la lucha por la vida puede convertirse en un ensañamiento terapéutico que ya no sirva al bienestar del paciente. Estas reflexiones sobre el final de la vida son un recordatorio de la importancia de la dignidad humana y el respeto por cada individuo, incluso en los momentos más oscuros y complejos de la medicina.

La dimensión cultural: respeto a las creencias y prácticas tradicionales

El tratamiento de los pacientes en el contexto de las quemaduras, como en cualquier otro campo médico, debe estar impregnado de sensibilidad cultural. Las creencias culturales y religiosas pueden influir en la percepción de la enfermedad, en las decisiones de tratamiento y en la forma en que los pacientes y sus familias experimentan la atención médica. En esta sección, exploramos cómo la dimensión cultural se entrelaza con la atención médica.

Introducción a la competencia cultural :

Definición: ¿Qué es la competencia cultural en la atención sanitaria?

Importancia: ¿Por qué es esencial en el tratamiento de las víctimas de quemaduras?

Reconocer la diversidad de creencias en torno a las quemaduras :

Orígenes de las quemaduras: cómo perciben las diferentes culturas la causa de las quemaduras.

Tratamiento y curación: Los diversos enfoques y creencias tradicionales asociados al proceso de curación.

Comunicación intercultural :

Barreras lingüísticas: la importancia de los intérpretes y de traducciones precisas.

Palabras no dichas y matices: Reconocer que la comunicación va más allá de las palabras.

Escucha activa: Una clave para comprender realmente la perspectiva del paciente.

Integración respetuosa de las prácticas tradicionales :

Evaluación de las prácticas: Determinar si son complementarias o potencialmente perjudiciales.

Diálogo: Discuta abiertamente sus preocupaciones valorando las creencias del paciente.

Acomodaciones: Siempre que sea posible y seguro, incorpore remedios o rituales tradicionales al plan de cuidados.

Consideraciones religiosas :

Rituales: Tener en cuenta las necesidades rituales, como las oraciones o los ritos de purificación.

Perspectivas sobre el sufrimiento y la muerte: cómo las diferentes religiones abordan estos conceptos y cómo esto puede influir en las decisiones médicas.

Ética y decisiones al final de la vida :

Respeto de los valores: Cada cultura tiene su propia visión de la vida, la muerte, la dignidad y el sufrimiento.

Consentimiento informado: Asegurarse de que el paciente y su familia comprenden realmente, en su contexto cultural, las implicaciones de las decisiones médicas.

Apoyo familiar :

Papel de la familia: En algunas culturas, la familia desempeña un papel central en las decisiones médicas.

Duelo y ritos funerarios: Comprender y respetar las diversas formas en que las culturas viven el duelo y honran a los muertos.

La medicina moderna, con sus avances tecnológicos, también debe estar profundamente arraigada en la humanidad. Respetar la dimensión cultural de los cuidados es una forma de afirmar la dignidad y la singularidad de cada paciente. Salvando las distancias entre los conocimientos médicos y las creencias culturales, los cuidadores pueden ofrecer una atención verdaderamente centrada en el paciente y holística, que refleje un enfoque profundamente empático y respetuoso de la medicina.

Capítulo 10

LA IMPORTANCIA DE LA PREVENCIÓN

Educación pública:
Campañas y sensibilización

Educar al público sobre los riesgos y la prevención de las quemaduras es de vital importancia. A lo largo de los tiempos, las comunidades se han enfrentado a los peligros del fuego, el agua hirviendo, los productos químicos y la electricidad. Pero a pesar de los constantes desafíos, la humanidad siempre ha tenido la capacidad de adaptarse, aprender y crecer. Por ello, las campañas de concienciación y educación se han convertido en una piedra angular para proteger a la sociedad de posibles peligros.

Desde la infancia, aprendemos a temer y respetar el fuego. Los cuentos y leyendas transmitidos de generación en generación han servido a menudo de advertencia. Pero a medida que la sociedad evoluciona, los métodos educativos también deben adaptarse. Hoy en día, gracias a los medios de comunicación y a la tecnología, tenemos la oportunidad de llegar a millones de personas, compartir historias conmovedoras y ofrecer consejos prácticos sobre cómo prevenir las quemaduras.

Las campañas de sensibilización no se limitan a la prevención. También proporcionan recursos a quienes han sufrido quemaduras, destacando historias de supervivencia, resistencia y esperanza. A través de estas campañas, se informa a la sociedad de los retos a los que se enfrentan los supervivientes, de sus luchas, pero también de sus triunfos.

Pero para que una campaña sea eficaz, debe ser relevante y resonar entre su público. Debe utilizar diversos métodos de comunicación, como los medios sociales, la televisión, la radio y los talleres comunitarios. Cada mensaje debe adaptarse a su público, ya sean niños que juegan cerca de una cocina, trabajadores en una obra o ancianos que viven solos.

Además de las campañas en los medios de comunicación, el compromiso de la comunidad es esencial. La organización de talleres, demostraciones y programas educativos en escuelas, centros comunitarios y lugares de trabajo puede tener un profundo impacto. La interacción directa no sólo permite compartir información, sino también abordar preocupaciones, escuchar historias personales y adaptar los futuros programas a las necesidades de la comunidad.

Sin embargo, la educación pública no se limita a la prevención y el apoyo. También pretende acabar con el estigma asociado a las quemaduras. Compartiendo historias de supervivencia, demostrando los avances médicos y celebrando la diversidad de la experiencia humana, podemos ayudar a crear una sociedad más comprensiva y empática.

En última instancia, la educación y la concienciación son herramientas poderosas para proteger, guiar y unir a la comunidad. Mediante una comunicación eficaz, una implicación sincera de la comunidad y una dedicación al aprendizaje permanente, no sólo podemos prevenir las quemaduras, sino también apoyar a los afectados y construir un mundo más seguro y solidario para todos.

Consejos evitar accidentes en el hogar

El hogar se percibe a menudo como un santuario, un lugar seguro y confortable. Sin embargo, en el hogar se producen muchos accidentes. Aunque algunos de estos incidentes pueden ser leves, otros pueden tener consecuencias graves o incluso mortales.

Afortunadamente, muchos accidentes domésticos pueden evitarse mediante la prevención y la concienciación. He aquí algunos consejos para garantizar un entorno doméstico seguro para todos.

Prevención de caídas :

Haga que las escaleras sean seguras: Utilice puertas de seguridad para niños e instale pasamanos resistentes.

Elimine los obstáculos: Asegúrese de que los pasillos y corredores están despejados. Evite dejar objetos tirados.

Asegure las alfombras: Utilice almohadillas antideslizantes para evitar que las alfombras resbalen.

Iluminación: Asegúrese de que su casa está bien iluminada, especialmente zonas como las escaleras.

Prevención de quemaduras :

Cocinar: No deje nunca las asas de las cacerolas hacia fuera y utilice las luces traseras siempre que sea posible.

Agua caliente: Ajuste el calentador de agua a una temperatura máxima de 50°C.

Productos químicos: Mantenga los productos domésticos fuera del alcance de los niños.

Prevenir el envenenamiento:

Medicamentos: Mantenga todos los medicamentos en recipientes a prueba de niños y fuera de su alcance.

Productos químicos: Lea siempre las etiquetas y almacene los productos peligrosos lejos de los alimentos.

- Prevención de ahogamientos :
    - **Piscinas:** Instale una barrera con una puerta con cerradura alrededor de las piscinas. Nunca deje a los niños sin supervisión cerca del agua.
    - **Baños:** Nunca deje a un niño sin supervisión en una bañera, aunque tenga poca agua.
- Protección contra la electricidad :
    - **Enchufes:** Utilice protectores para los enchufes eléctricos si tiene niños pequeños.
    - **Cables:** No sobrecargue las tomas y mantenga los cables alejados de las zonas de paso.
- Protección contra incendios :
    - **Detectores:** Instale detectores de humo y de monóxido de carbono y compruebe su funcionamiento con regularidad.
    - **Plan de evacuación:** elabore un plan de evacuación en caso de incendio y practíquelo con todos los miembros de la familia.
    - **Velas:** Nunca deje una vela encendida sin vigilancia.
- Seguridad infantil :
    - **Atrapamiento:** Evite los muebles con espacios donde los niños puedan pillarse la cabeza o los dedos.
    - **Productos tóxicos:** Mantenga los productos de limpieza, pesticidas y similares fuera del alcance de los niños.
- **Seguridad de las mascotas** :
    - Asegúrese de que sus plantas de interior no son tóxicas para los animales.
    - Evite dejar objetos pequeños tirados que los animales puedan tragarse.

Tomando estas precauciones y estando constantemente alerta, pueden evitarse muchos accidentes domésticos. Un hogar seguro es aquel en el que todos los miembros de la familia, desde el más pequeño al más mayor, pueden vivir y prosperar sin temor a accidentes inesperados.

Integración del programa prevención en escuelas

La escuela desempeña un papel central en la vida de los niños y los adolescentes. No es sólo un lugar de aprendizaje académico, sino también un lugar donde los jóvenes adquieren habilidades esenciales para la vida. Integrar los programas de prevención en las escuelas es, por tanto, una estrategia eficaz para llegar a un gran número de jóvenes y concienciarlos sobre diversas cuestiones de seguridad. He aquí cómo puede hacerse:

- Evaluación de las necesidades :
  - Antes de poner en marcha un programa de prevención, es esencial identificar las necesidades específicas de la escuela. Esto puede hacerse mediante encuestas a alumnos, padres y profesores, o analizando incidentes pasados.
- Desarrollo del programa :
  - Una vez identificadas   las necesidades, es el momento de desarrollar un programa a medida. Éste podría incluir talleres, demostraciones, simulaciones, cursos específicos o presentaciones a cargo de profesionales.
- Formación del profesorado :
  - Para garantizar la eficacia del programa, es crucial que los profesores estén bien formados para impartirlo. Deben recibir formación periódica para mantenerse al día de las mejores prácticas y de los nuevos descubrimientos.

- Integración curricular :
    - Incorpore lecciones de prevención al plan de estudios existente. Por ejemplo, las lecciones de ciencias pueden tratar los peligros de los productos químicos, mientras que las lecciones de deportes pueden tratar la seguridad durante las actividades físicas.
- Actividades interactivas :
    - Los jóvenes suelen ser más receptivos cuando el aprendizaje es interactivo. Organice talleres prácticos, juegos, simulaciones o concursos para hacer la asignatura más atractiva.
- Implicación de los padres :
    - Los padres desempeñan un papel esencial en la prevención. Organice reuniones informativas para concienciarles de los peligros potenciales y darles consejos sobre cómo mejorar la seguridad en casa.
- Asociaciones comunitarias :
    - Trabaje con la policía local, los bomberos, los hospitales y otras organizaciones relevantes para aumentar el alcance y el impacto del programa.
- Evaluación y mejora continuas :
    - Una vez aplicado el programa, es esencial evaluar su eficacia. Recoja las reacciones, analice los incidentes y adapte el programa en consecuencia.
- Promover una cultura de prevención :
    - Fomente una cultura en la que se valore la seguridad. Esto podría incluir el reconocimiento de los alumnos que demuestren un comportamiento seguro o la creación de un club de seguridad escolar.
- Actualizaciones periódicas :
    - La sociedad está cambiando y también los peligros potenciales a los que se enfrentan los

jóvenes. Asegúrese de actualizar el programa con regularidad para que siga siendo pertinente.

Al integrar los programas de prevención en las escuelas, estamos dando a los jóvenes una base sólida sobre la que construir un futuro seguro. Es esencial reconocer que la prevención es un esfuerzo comunitario que requiere el compromiso y la colaboración de todos para garantizar el bienestar de nuestros hijos.

Capítulo 11

LOS RETOS DEL ENTORNO HOSPITALARIO

Gestión de los recursos: humanos, materiales y financieros

La gestión eficaz de los recursos es esencial para el buen funcionamiento y el éxito de cualquier organización, ya sea un hospital, una empresa o una escuela. La asignación juiciosa de los recursos humanos, materiales y financieros no sólo garantiza el buen funcionamiento, sino que también maximiza la productividad y la rentabilidad.

1. Recursos humanos :

Planificación estratégica: Identificar las necesidades de personal actuales y futuras para cumplir los objetivos de la organización.

Reclutamiento y selección: Ponga en marcha procesos sólidos para atraer y seleccionar el talento adecuado.

Formación y desarrollo: Asegúrese de que el personal está bien formado y cuenta con las habilidades necesarias para satisfacer las exigencias de su trabajo.

Evaluación del rendimiento: Establecimiento de sistemas de evaluación regulares para medir el rendimiento e identificar las áreas de mejora.

Bienestar de los empleados: Los empleados satisfechos y sanos son más productivos. Invierta en el bienestar de su personal.

2. Recursos materiales :

Evaluación de las necesidades: Evalúe periódicamente las necesidades materiales de la organización.

Adquisición: Adquiera el equipo que necesita con prudencia, buscando la calidad y la rentabilidad.

Mantenimiento: Asegúrese de que todos los equipos e instalaciones están bien mantenidos para evitar interrupciones.

Inventario: Lleve un registro preciso de todos los bienes materiales para controlar su uso, depreciación y eventual sustitución.

Seguridad: Proteja sus recursos de hardware contra robos, daños y otras pérdidas.

3. Recursos financieros :

Presupuestación: elabore un presupuesto claro en el que se detallen los ingresos previstos y los gastos planificados.

Seguimiento de los gastos: lleve un registro preciso de los gastos para asegurarse de que se mantienen dentro del presupuesto.

Gestión de riesgos: Identifique y evalúe los posibles riesgos financieros y establezca medidas para mitigarlos.

Elaboración de informes: Cree informes financieros periódicos para informar a los responsables de la toma de decisiones y a las partes interesadas sobre la salud financiera de la organización.

Inversiones : Para los fondos excedentes, considere inversiones sólidas que puedan ofrecer rendimientos futuros.

Optimización de costes: buscar formas de optimizar los costes manteniendo o mejorando la calidad de los servicios o productos.

Cada tipo de recurso presenta sus propios retos y requiere una atención especial. Una gestión eficaz de los recursos requiere una planificación estratégica, un seguimiento continuo y adaptabilidad para satisfacer las necesidades cambiantes de la organización. En última instancia, el objetivo es utilizar estos recursos de forma que se maximice el valor para la organización al tiempo que se garantiza su sostenibilidad a largo plazo.

Garantizar la calidad de la atención en un entorno estresante

Trabajar en el campo de la medicina, y en particular en un servicio especializado como una unidad de quemados, requiere no sólo conocimientos clínicos, sino también la capacidad de desenvolverse con eficacia en un entorno a menudo estresante. Los retos son muchos: la gravedad de los casos, las necesidades emocionales de los pacientes y sus familias y la presión constante por ofrecer una atención de calidad. He aquí cómo garantizar una atención de calidad a la vez que se gestiona el estrés del entorno:

1. Formación continua :
La medicina evoluciona constantemente. Para ofrecer la mejor atención posible, es esencial mantenerse al día de las últimas técnicas, tratamientos e investigaciones. Una formación regular puede ayudar a los profesionales sanitarios a sentirse más competentes y menos estresados ante los retos diarios.

2. Borrar protocolos :
Disponer de directrices y protocolos claros garantiza que, incluso en situaciones de estrés, el personal sepa exactamente qué medidas tomar. Esto minimiza los errores y garantiza la continuidad de los cuidados.

3. Apoyo al equipo :
Cultive un entorno de trabajo de apoyo. Los equipos que trabajan bien juntos pueden compartir las cargas de trabajo, ofrecer consejos y reducir los sentimientos de aislamiento.

4. Supervisión y retroalimentación :
Las sesiones periódicas de supervisión y retroalimentación ayudan a detectar posibles problemas desde el principio,

refuerzan las buenas prácticas y proporcionan un foro para debatir las preocupaciones.

5. Medidas de reducción del estrés :
Introduzca técnicas de gestión del estrés como la meditación, ejercicios de respiración o descansos regulares para ayudar al personal a reponer fuerzas durante la jornada.

6. Servicios de apoyo psicológico :
Reconocer el impacto emocional de trabajar en un entorno estresante. Proporcione acceso a asesoramiento o apoyo psicológico a quienes lo necesiten.

7. Revisiones de morbilidad y mortalidad :
Celebre reuniones periódicas para revisar los casos en los que los resultados no hayan sido óptimos. Esto brinda la oportunidad de aprender, ajustar las prácticas y mejorar continuamente la atención.

8. Participación de los pacientes :
Implique activamente a los pacientes y a sus familias en las decisiones sobre su atención. Esto crea una asociación asistencial y puede contribuir a una mayor satisfacción del paciente.

9. Tecnología e innovación :
Utilizar la tecnología para mejorar la calidad de la atención, ya sea a través de historiales médicos electrónicos para una mejor coordinación de la atención o de innovaciones que mejoren directamente el tratamiento.

10. Desarrollo del personal :
Reconozca y recompense regularmente al personal por su dedicación y su duro trabajo. El personal valorado tiene más probabilidades de seguir comprometido y motivado.

En última instancia, la clave para garantizar una atención de calidad en un entorno estresante reside en una combinación de formación sólida, apoyo firme y comunicación abierta. Cuando estos elementos están en su sitio, incluso los retos más estresantes pueden afrontarse con habilidad y cuidado.

Enlace con otros departamentos del hospital (cuidados intensivos, cirugía, etc.)

La atención a los pacientes, en particular a los que sufren quemaduras graves, requiere a menudo un enfoque multidisciplinar. El servicio de quemados no funciona de forma aislada, sino que colabora estrechamente con otros servicios hospitalarios para garantizar una atención integral. Comprender y optimizar este enlace es esencial para un tratamiento eficaz.

1. La importancia de la colaboración :
La compleja naturaleza de las quemaduras graves puede conllevar complicaciones que van más allá de las competencias de un único departamento. Por ejemplo, un paciente con quemaduras graves puede necesitar cuidados intensivos, cirugía reconstructiva, asistencia respiratoria o apoyo psicológico.

2. Reanimación :
Los pacientes quemados, sobre todo aquellos con quemaduras en gran parte del cuerpo, pueden necesitar reanimación para estabilizar sus funciones vitales. La estrecha colaboración con la unidad de cuidados intensivos garantiza una transición fluida de los pacientes entre departamentos.

3. Cirugía :

La unidad de quemados y el departamento quirúrgico deben trabajar codo con codo, especialmente cuando se trata de procedimientos como el desbridamiento quirúrgico, los injertos de piel o la cirugía reconstructiva. La comunicación fluida entre estos equipos es esencial para el éxito de la planificación y ejecución de estos procedimientos.

4. Neumología :

Los pacientes que han inhalado humo o gases tóxicos pueden presentar lesiones respiratorias que requieran la intervención del Servicio de Respiratorio. La evaluación y el tratamiento de las lesiones pulmonares suelen ser un componente esencial de la recuperación.

5. Dermatología :

Además de tratar las quemaduras inmediatamente, los dermatólogos pueden desempeñar un papel crucial en la fase de curación y en la prevención de cicatrices antiestéticas o debilitantes.

6. Psiquiatría y psicología :

El trauma asociado a una quemadura grave no es sólo físico. Las víctimas pueden sufrir trastorno de estrés postraumático, ansiedad, depresión u otros trastornos mentales. Por lo tanto, es esencial una atención psicológica adecuada.

7. Fisioterapia :

La rehabilitación postquemadura es vital para mantener la movilidad y minimizar las contracturas. Los fisioterapeutas ayudan en la rehabilitación física del paciente.

8. Nutrición :
Las necesidades energéticas de los pacientes quemados aumentan considerablemente. Por lo tanto, se puede recurrir a los dietistas para que elaboren dietas adecuadas.

9. Gestión de casos y trabajadores sociales :
Atravesar la convalecencia puede ser un reto para los pacientes y sus familias. Los gestores de casos y los trabajadores sociales pueden ofrecer un valioso apoyo coordinando los cuidados y proporcionando recursos.

10. Comunicación interdepartamental :
Un punto crucial es garantizar una comunicación transparente y regular entre los distintos departamentos. Las reuniones multidisciplinares, en las que se debaten los casos de forma colectiva, pueden facilitar esta colaboración.

Cada departamento del hospital aporta su experiencia única, y su integración armoniosa es esencial para ofrecer a los pacientes quemados las mejores posibilidades de recuperación y de vuelta a una vida normal.

CAPÍTULO 12

VOLVER
A LA
EMPRESA
Y LA
AUTOACEPTACIÓN

Reconstrucción estética: cirugía reconstructiva y tatuaje médico

Una vez que se ha controlado la fase aguda de una quemadura y comienza la cicatrización, empieza una nueva fase para muchos pacientes: la de la reconstrucción estética. Esta fase es crucial, ya que tiene profundas implicaciones no sólo para el aspecto físico del paciente, sino también para su bienestar emocional y psicológico.

1. Cirugía reconstructiva :
Tras las quemaduras, la piel puede contraerse, dejando zonas estiradas o deformadas. El objetivo de la cirugía reconstructiva es restaurar la función y mejorar el aspecto estético de estas zonas. Puede implicar técnicas como :
- **Plastias en Z: las** incisiones en forma de Z se utilizan para reorganizar o redistribuir la tensión de la piel.
- **Lambeaux:** Se desplazan trozos de tejido, con su riego sanguíneo, para cubrir una zona defectuosa.
- **Expansión cutánea:** Utiliza globos insertados bajo la piel para estirar gradualmente la piel sana, que puede utilizarse después para cubrir una zona vecina.

2. Tatuaje médico :
El tatuaje médico, o micropigmentación, es una técnica que consiste en la inserción de pigmentos en la dermis para mejorar el aspecto de las cicatrices de quemaduras. Puede ayudar a :
- **Camuflar cicatrices:** Los pigmentos se eligen para que coincidan con el color natural de la piel del paciente, reduciendo la apariencia de las cicatrices.
- **Restaurar los rasgos faciales:** Si una quemadura ha afectado a zonas como las cejas o los labios, el tatuaje médico puede ayudar a redefinir estas zonas.

3. Dermoabrasión y peelings químicos :

Estas técnicas pretenden eliminar o reducir las capas superficiales de la piel para mejorar la textura y el aspecto de las cicatrices de quemaduras.

4. Terapia láser :

Los láseres pueden utilizarse para mejorar el color, la textura y la elasticidad de las cicatrices. También pueden ayudar a reducir el enrojecimiento o la pigmentación de las cicatrices.

5. El papel de la psicología :

La reconstrucción estética no consiste sólo en tener buen aspecto. Los pacientes pueden tener sentimientos complejos o ambivalentes sobre la cirugía o sentirse ansiosos sobre su resultado. El apoyo psicológico es esencial para ayudarles a navegar por estas emociones y tomar decisiones informadas.

6. Tiempo y paciencia :

La reconstrucción estética suele ser un proceso largo, que puede requerir varios procedimientos quirúrgicos y tratamientos no quirúrgicos a lo largo de varios años. Es necesario informar a los pacientes sobre este viaje y establecer expectativas realistas.

La reconstrucción estética tras una quemadura grave es un viaje que combina el arte y la ciencia de la medicina. Aunque el camino puede ser largo y a veces difícil, los avances modernos ofrecen la esperanza de una mejora significativa, tanto funcional como estética, para los supervivientes de quemaduras.

El papel de las asociaciones de víctimas de quemaduras

Cuando las personas sufren quemaduras graves, no sólo se enfrentan a retos físicos, sino también emocionales, psicológicos y sociales. Las asociaciones de víctimas de quemaduras desempeñan un papel indispensable como puente entre la atención médica inicial y la vuelta a una vida plena y gratificante. Actúan como una red de apoyo, proporcionando valiosos recursos a las víctimas de quemaduras y a sus familias.

1. Apoyo emocional y psicológico :

Las asociaciones suelen organizar grupos de apoyo para las supervivientes. Estos grupos permiten a las víctimas compartir sus experiencias, hablar de sus retos y encontrar consuelo en compañía de personas que han pasado por situaciones similares.

2. Educación :

Las asociaciones educan a los supervivientes sobre la curación de las quemaduras, el tratamiento del dolor, la cirugía reconstructiva y otros aspectos de la recuperación. Esta información puede ayudar a los pacientes a comprender su situación y a tomar decisiones informadas sobre sus cuidados.

3. Defensa :

Muchas asociaciones defienden los derechos de las víctimas de quemaduras, asegurándose de que las políticas y leyes vigentes apoyan plenamente su recuperación y reintegración en la sociedad.

4. Sensibilización :

Además de prestar apoyo a las víctimas, las asociaciones también desempeñan un papel crucial en la sensibilización de la población sobre los peligros que pueden provocar quemaduras y sobre cómo prevenir estos accidentes.

5. Campamentos para niños :
Las asociaciones organizan a menudo campamentos terapéuticos para jóvenes supervivientes. Estos campamentos permiten a los niños encontrarse a sí mismos, aprender habilidades para la vida y reforzar su autoestima en un entorno seguro y estimulante.

6. Ayuda financiera :
Algunas asociaciones pueden ofrecer asistencia financiera o recursos para ayudar a las víctimas de quemaduras a cubrir los costes del tratamiento, el equipamiento o las adaptaciones necesarias en casa.

7. Recursos para la rehabilitación :
También proporcionan información sobre centros de rehabilitación, terapeutas y otros profesionales médicos especializados en el tratamiento de quemaduras.

8. Foros y talleres :
Estos actos permiten a supervivientes, familiares y profesionales reunirse e intercambiar conocimientos, experiencias y buenas prácticas.

9. Apoyo a la investigación :
Numerosas asociaciones apoyan la investigación sobre tratamientos de quemaduras, cirugía reconstructiva y terapias innovadoras, con la esperanza de conseguir mejoras continuas en la atención a las quemaduras.

Las asociaciones de víctimas de quemaduras desempeñan un papel polifacético, que abarca tanto el apoyo a los pacientes como la concienciación pública. Su labor, a menudo alimentada por la pasión y la empatía, es un componente esencial del ecosistema de atención a las quemaduras.

Ayudar a los pacientes a encontrar de nuevo su lugar: apoyo profesional, social y familiar

La curación de una quemadura grave va mucho más allá de la restauración física. La cicatriz, visible u oculta, puede afectar profundamente a la identidad de una persona, a su sentido de pertenencia y a su capacidad para interactuar con el mundo exterior. Es un viaje que requiere un enfoque holístico, centrado en la rehabilitación profesional, social y familiar.

1. Apoyo profesional :
  * **Formación y rehabilitación:** Se pueden organizar talleres para ayudar a las víctimas a adquirir nuevas competencias o adaptar las que ya tienen a nuevas funciones profesionales.
  * **Asesoramiento profesional:** Los especialistas pueden orientar a los pacientes sobre las opciones profesionales adecuadas a su nueva realidad.
  * **Adaptaciones del lugar de trabajo:** Garantizar las adaptaciones necesarias, como horarios de trabajo flexibles, un entorno ergonómico o el acceso a dispositivos médicos.

2. Apoyo social :
  * **Terapia de grupo:** Estas sesiones ofrecen a los pacientes un espacio para compartir sus experiencias, miedos y esperanzas con otras personas que han pasado por experiencias similares.
  * **Actividades sociales y de ocio:** fomentan la interacción y reconstruyen la confianza en uno

mismo. Participar en actividades como el deporte, el arte o la música puede ser especialmente terapéutico.

- **Actos de sensibilización:** Participar en actos de sensibilización sobre el trauma por quemaduras puede dar sentido a su experiencia y ayudar a reducir el estigma.

3. Apoyo familiar :
- **Terapia familiar:** Las quemaduras en un miembro pueden cambiar la dinámica familiar. La terapia ayuda a resolver las tensiones, aclarar los papeles y reforzar los vínculos.
- **Formación para cuidadores: Los** familiares pueden necesitar formación para ayudar al paciente con su rutina diaria o sus cuidados médicos.
- **Compartir espacios para familiares: Los** grupos de apoyo para familiares pueden ayudarles a gestionar su propio estrés y apoyar mejor al paciente.

4. Integración comunitaria :
- **Programas de mentores: los** antiguos pacientes pueden actuar como mentores de los nuevos, proporcionándoles una perspectiva única y tranquilizadora.
- **Enlace con los servicios comunitarios:** Esto garantiza que los pacientes tengan acceso a servicios como transporte adaptado, programas de asistencia o iniciativas de vivienda.

5. Apoyo a la autoestima :
- **Consejos de imagen:** Enseñar a los pacientes a utilizar ropa o maquillaje para controlar la visibilidad de las cicatrices puede mejorar su confianza.
- **Apoyo psicológico individual: La** terapia individual puede ayudar a abordar problemas de autoestima, vergüenza corporal o identidad.

El camino hacia una vida plena tras una quemadura grave es arduo. Sin embargo, con el apoyo adecuado que abarque las dimensiones profesional, social y familiar, un paciente no sólo puede curarse, sino prosperar, recuperar su lugar en la sociedad y llevar una vida rica y plena.

Capítulo 13

FORMACIÓN CONTINUA E INVESTIGACIÓN

Conferencias y seminarios web y talleres a continuación

En el ámbito médico, y en particular en el cuidado de pacientes con quemaduras graves, la formación continua es esencial si queremos mantenernos a la vanguardia del conocimiento y la práctica. Los profesionales sanitarios necesitan estar al día de las nuevas técnicas, la investigación innovadora y las mejores prácticas para ofrecer a los pacientes la mejor atención posible. Las conferencias, los seminarios web y los talleres son excelentes formas de aprender, establecer contactos e intercambiar conocimientos.

1. Conferencias :
   * **Congresos internacionales:** Estos eventos reúnen a expertos de todo el mundo. Ofrecen una visión general de los avances en el tratamiento de quemaduras y brindan la oportunidad de intercambios fructíferos entre profesionales.
   * **Conferencias nacionales:** Estos eventos más localizados brindan la oportunidad de abordar cuestiones específicas de una región o población determinada.

2. Seminarios en línea :
   * **Series educativas:** Algunas organizaciones o asociaciones ofrecen series educativas sobre temas específicos, lo que permite a los profesionales ampliar sus conocimientos sin tener que desplazarse.
   * **Presentaciones de investigaciones recientes : La** rápida difusión de los nuevos descubrimientos es esencial en el ámbito médico. Los seminarios web son una forma excelente de compartir estos avances en tiempo real.

3. Talleres :
- **Talleres prácticos:** Se trata de sesiones interactivas en las que los participantes pueden practicar nuevas técnicas bajo la supervisión de expertos. Los temas pueden incluir el tratamiento del dolor, técnicas de vendaje o cirugía reconstructiva.
- **Simulaciones clínicas:** Estos talleres permiten a los profesionales simular escenarios clínicos reales para perfeccionar sus habilidades.

¿Cómo elegir los eventos adecuados?
- **Examine a los ponentes:** Averiguar quiénes son los expertos invitados y de qué hablarán puede darle una idea de la relevancia del acto para su práctica profesional.
- **Lea las reseñas: los** comentarios de otros profesionales pueden ayudar a determinar si el acto es pertinente y de calidad.
- **Considere la logística:** Aunque el contenido es crucial, también debe tener en cuenta los costes, el lugar y el formato del acto (presencial, en línea, híbrido).

Las conferencias, los seminarios web y los talleres desempeñan un papel fundamental en la formación continua de los profesionales sanitarios. Para quienes trabajan con pacientes quemados, estos eventos ofrecen una oportunidad única de empaparse de los avances en este campo, intercambiar ideas con compañeros y reforzar sus habilidades para mejorar la calidad de la atención ofrecida a los pacientes.

La importancia de la investigación clínica: avances y descubrimientos

La investigación clínica es el motor de todos los avances médicos. Nos permite adquirir nuevos conocimientos, desarrollar nuevos tratamientos y mejorar los protocolos existentes. En el campo de las quemaduras, la importancia de la investigación clínica es aún más crucial, ya que ofrece la promesa de una curación más rápida, técnicas menos invasivas, reducción del dolor y una mejor calidad de vida para los pacientes.

1. ¿Por qué es esencial la investigación clínica?
   * **Comprender los mecanismos de las quemaduras:** La investigación está ayudando a mejorar nuestra comprensión de las reacciones fisiológicas, inmunológicas y celulares que se producen cuando se sufre una quemadura.
   * **Evaluar tratamientos:** Gracias a la investigación, es posible evaluar la eficacia y seguridad de nuevos tratamientos, fármacos o técnicas quirúrgicas.
   * **Enfoques personalizados:** Cada paciente es único, y la investigación clínica pretende desarrollar tratamientos a medida adaptados a las necesidades específicas de cada individuo.

2. Avances recientes gracias a la investigación clínica :
   * **Injertos de piel:** El desarrollo de técnicas avanzadas de injerto de piel, incluido el uso de piel cultivada en laboratorio, ha revolucionado el tratamiento de las víctimas de quemaduras.
   * **Tratamiento del dolor:** El estudio de nuevos analgésicos y métodos no medicinales, como la realidad virtual, ha permitido mejorar el tratamiento del dolor de los pacientes.

- **Apósitos inteligentes:** Estos apósitos, impregnados de antibióticos o capaces de controlar la hidratación de la herida, ofrecen un control más preciso y una mejor cicatrización.

3. Descubrimientos prometedores en el horizonte :
   - **Terapia celular:** El uso de células madre para regenerar tejidos dañados es un campo en rápido crecimiento.
   - **Nanotecnología:** El uso de nanopartículas para administrar fármacos directamente en la herida o para crear apósitos con propiedades únicas tiene un gran potencial.
   - **Bioimpresión:** la impresión en 3D de tejido cutáneo es una fascinante vía de investigación, con la posibilidad de crear injertos a medida para cada paciente.

4. Los retos de la investigación clínica :
   - **Ética:** Todos los ensayos clínicos deben realizarse de acuerdo con los principios éticos, garantizando la seguridad y el bienestar de los pacientes.
   - **Financiación:** La investigación requiere recursos y la financiación sigue siendo un gran reto, a pesar de la importancia vital de la investigación clínica.
   - **Adoptar nuevos métodos:** Integrar los avances de la investigación en la práctica clínica diaria requiere tiempo y recursos.

La investigación clínica está inextricablemente ligada a los avances en la atención a los pacientes con quemaduras graves. Cada descubrimiento y avance ofrece un rayo de esperanza a los pacientes que a menudo se enfrentan a un dolor intenso y a retos considerables en su proceso de curación. Es gracias a la investigación que la medicina sigue progresando, innovando y mejorando la vida de quienes dependen de ella.

Publicaciones y revistas especializadas: mantenerse al día

En el dinámico mundo de la medicina, los profesionales sanitarios se enfrentan constantemente a nueva información. Los descubrimientos médicos, los avances tecnológicos y los cambios en las recomendaciones clínicas se producen a un ritmo vertiginoso. Para una enfermera o cualquier otro profesional que trabaje en el campo de las quemaduras, mantenerse al día no sólo es esencial para garantizar unos cuidados de calidad, sino que también es una obligación ética. Aquí es donde entran en juego las publicaciones y revistas especializadas.

1. ¿Por qué son cruciales las publicaciones especializadas?
- **Actualización de conocimientos:** Las revistas ofrecen una visión general de las últimas investigaciones, lo que permite a los profesionales conocer nuevas técnicas, terapias o medicamentos.
- **Validación por pares:** Los estudios publicados en revistas especializadas suelen someterse a un proceso de revisión por pares, lo que garantiza la calidad y fiabilidad de la información.
- **Intercambios interprofesionales:** permiten a los expertos compartir sus experiencias, aprender unos de otros y colaborar para mejorar la atención al paciente.

2. Algunas revistas clave en el campo de las quemaduras :
- **"Quemaduras":** Esta revista internacional cubre todos los aspectos de las quemaduras, desde la investigación básica hasta los cuidados clínicos.
- **"Journal of Burn Care & Research":** ofrece información sobre los últimos avances en atención y rehabilitación de quemados.

- **"Annals of Burns and Fire Disasters":** centrado en las catástrofes relacionadas con incendios y sus consecuencias médicas.

3. ¿Cómo puede integrarse la nueva información en la práctica diaria?

- **Formación continua: Los** talleres, seminarios y conferencias basados en artículos recientes permiten integrar los nuevos conocimientos directamente en la práctica clínica.
- **Grupos de debate: Las** reuniones periódicas con colegas para debatir las últimas publicaciones pueden estimular intercambios enriquecedores y aplicaciones prácticas.
- **Tecnologías modernas: las** aplicaciones y plataformas digitales ofrecen ahora resúmenes, análisis y comentarios de artículos recientes, lo que facilita el acceso y la comprensión de la información.

4. Los retos del futuro :

- **Volumen de información:** La abundancia de nuevas publicaciones puede resultar abrumadora. Es esencial aprender a filtrar y priorizar la información.
- **Crítica constructiva:** No todos los artículos o estudios son clínicamente relevantes. Los profesionales deben desarrollar un espíritu crítico para evaluar la validez y aplicabilidad de la información.

Las publicaciones y revistas especializadas son una piedra angular de la formación médica continua. Representan un puente entre la investigación clínica y la realidad cotidiana del paciente. Para las enfermeras y todos los profesionales sanitarios, dedicarse a la lectura crítica y regular de estas revistas es un paso esencial para garantizar unos cuidados basados en la evidencia y satisfacer las necesidades de los pacientes de la forma más eficaz posible.

Capítulo 14

TESTIMONIOS Y ESTUDIOS DE CASOS

Retos y victorias: historias de enfermeras

Adentrémonos en el corazón de la unidad de quemados, donde cada día es una mezcla de intensos retos y triunfos personales y profesionales. Detrás de cada vendaje, de cada infusión, se esconde una historia humana. A través de las historias de las enfermeras, descubra la vida cotidiana de estos héroes entre bastidores que luchan con pasión y dedicación por sus pacientes.

1. Sarah: La importancia de la primera hora

Sarah relata su primera experiencia con un paciente que ha sufrido quemaduras en más del 60% de su cuerpo. La primera hora suele denominarse "la hora de oro", ya que es el momento en que una intervención rápida puede marcar la diferencia. Sarah, a pesar de su ansiedad y de la presión, consiguió estabilizar a su paciente, preparando eficazmente el terreno para los cirujanos. Destaca la necesidad de una formación continua, que le ha dado la confianza necesaria para actuar con rapidez y eficacia.

2. Benjamin: El reto del dolor

Benjamin habla de los momentos en que se siente impotente ante el intenso dolor de sus pacientes. A pesar de los analgésicos y los atentos cuidados, el dolor sigue siendo a veces insuperable. Sin embargo, es en esos momentos difíciles cuando ha aprendido a ofrecer algo más: una presencia tranquilizadora, una mano que sostener, un oído atento. A veces, la mayor victoria es simplemente estar ahí.

3. Leïla: Victorias invisibles

Leïla habla de las victorias que no siempre son visibles en el exterior, pero que pueden sentirse en lo más profundo del alma. Recuerda a una paciente cuyas heridas físicas estaban casi curadas, pero cuyas cicatrices emocionales seguían en carne viva. Trabajando en estrecha colaboración con psicólogos y terapeutas, Leïla pudo ayudar a su paciente a encontrar la fuerza necesaria para superar su trauma.

4. Ahmed: El poder del apoyo
Ahmed subraya la importancia del trabajo en equipo en la unidad de quemados. Cada paciente es un proyecto conjunto, una misión compartida. Las enfermeras no están solas; cuentan con el apoyo de un equipo de profesionales entregados. Ahmed habla de los momentos en los que, agotado, sacó fuerzas del apoyo de sus colegas, convirtiendo los retos en victorias compartidas.

5. Clémence: Recuperar la esperanza
Para Clémence, la mayor victoria es ver cómo un paciente recupera la esperanza. Cuenta la historia de un joven que, tras un grave accidente, había perdido toda voluntad de vivir. Gracias a una atención dedicada, un estímulo constante y una rehabilitación adecuada, vio cómo este paciente recuperaba poco a poco las ganas de vivir, simbolizando la razón por la que eligió esta profesión.

Estas historias son sólo algunas de muchas, pero ofrecen una valiosa visión de la vida en una unidad de quemados. Cada enfermera, cada profesional sanitario tiene sus propios retos y triunfos, dando forma día a día a la historia de este campo médico tan especial.

Historias de resiliencia: los pacientes y sus viajes

La resiliencia, la capacidad de recuperarse ante la adversidad, es a menudo el centro de la vida de los pacientes de la unidad de quemados. Las quemaduras, ya sean accidentales o intencionadas, tienen un profundo efecto no sólo en el cuerpo, sino también en la mente. Sin embargo, con el apoyo adecuado y una determinación inquebrantable, muchos pacientes consiguen superar sus calvarios y reinventarse a sí mismos. A través de algunas historias conmovedoras, descubrimos el valor y la perseverancia de estas almas rotas, pero nunca derrotadas.

1. Amélie: Renacimiento tras el accidente

Amélie estaba de vacaciones con su familia cuando una barbacoa mal controlada se volvió trágica. Quemada en más del 40% de su cuerpo, tuvo que hacer frente no sólo al dolor físico, sino también a readaptarse a una nueva imagen de sí misma. Gracias a un equipo médico atento y a una familia muy unida, Amélie ha seguido adelante con su vida, llevando sus cicatrices como las de un guerrero.

2. David: de la calle al renacimiento

David no tenía hogar cuando fue víctima de un ataque que le dejó gravemente quemado. Sin familia que le apoyara, el equipo de la unidad de quemados se convirtió en su nueva familia. Además de sus cuidados físicos, recibió apoyo psicosocial para ayudarle a recuperar la confianza en sí mismo. Hoy en día, David es un activo defensor de los derechos de las personas sin hogar y a menudo habla de su capacidad de recuperación para inspirar a otros.

3. Fátima: Las cicatrices de la guerra y la búsqueda de la identidad

Originaria de una zona en conflicto, Fátima fue víctima de un bombardeo. Evacuada y acogida, no sólo tuvo que recuperarse de sus heridas físicas sino también superar el trauma de la guerra. Sus cuidados se complementaron con un intenso apoyo psicológico y, gracias a la solidaridad de numerosas asociaciones, pudo empezar una nueva vida en un país en paz.

4. Julien: La búsqueda del perdón

Julien se quemó en un accidente de laboratorio cuando era estudiante de química. Sintiéndose culpable de sus propias heridas, tuvo que aprender a perdonarse a sí mismo. Su camino hacia la recuperación fue tanto emocional como físico, y destaca el papel crucial de la psicoterapia en su rehabilitación. Ahora es profesor y enseña con pasión, utilizando su historia como lección de resiliencia para sus alumnos.

5. Léa: Apoyo como pilar

Léa era aún un bebé cuando fue víctima del incendio de una casa. Sus devastados padres tuvieron que acompañarla en su camino hacia la recuperación. Su madre relata el viaje que compartieron, recordando los retos y las lágrimas, pero también las victorias y las sonrisas. Léa es ahora una adolescente realizada, y su familia es la prueba viviente de que con amor y apoyo, todo es posible.

Estas historias únicas e inspiradoras son un recordatorio de que la resiliencia es una fuerza que yace latente en todos nosotros. Sólo hay que despertarla con esperanza, apoyo y una determinación inquebrantable.

Lecciones aprendidas de situaciones difíciles

El viaje de una enfermera en una unidad de quemados está plagado de desafíos. Cada paciente tiene una historia única, su propio dolor y una batalla interna que librar. Pero es también en medio de estos momentos de adversidad cuando los profesionales sanitarios extraen lecciones inestimables que forjan su pericia y su humanidad. Al sumergirnos en las situaciones más difíciles, éstas son algunas de las lecciones intemporales que hemos aprendido.

1. La escucha activa es terapéutica
Los pacientes que han sufrido quemaduras graves no sólo padecen sus lesiones físicas. El dolor emocional y psicológico es igual de agudo. Escuchar atentamente, sin juzgar, puede ofrecer un verdadero consuelo, permitiendo a los pacientes verbalizar sus miedos, esperanzas y frustraciones.

2. La importancia de la paciencia
La curación tras una quemadura grave es un proceso largo y arduo. Las enfermeras deben aprender a controlar su impaciencia y transmitir esta capacidad de espera a sus pacientes. Cada pequeña mejora debe celebrarse, al tiempo que se comprende que el camino por recorrer será largo.

3. La flexibilidad es esencial
Cada quemadura y cada paciente son únicos. Lo que funciona para uno puede no funcionar para otro. Las enfermeras deben estar preparadas para adaptarse, improvisar y encontrar soluciones creativas a los retos inesperados.

4. La colaboración interdisciplinar es la clave
El tratamiento de las víctimas de quemaduras requiere un enfoque holístico. Desde la cirugía hasta la fisioterapia y el apoyo psicológico, todos los profesionales desempeñan un papel crucial. Aprender a trabajar en equipo, respetar la experiencia de los demás y comunicarse eficazmente son lecciones clave.

5. Preservación para una mejor atención
Enfrentadas al dolor y al sufrimiento diarios, las enfermeras pueden sentirse abrumadas. Rápidamente aprenden la

importancia de cuidarse, reconocer los signos del agotamiento y buscar apoyo cuando sea necesario.

6. Celebre cada victoria, por pequeña que sea
En el ambiente a menudo tenso de una unidad de quemados, es esencial aferrarse a los momentos positivos. Cada curación, cada sonrisa, cada paso hacia la recuperación es una victoria que hay que celebrar.

7. La humanidad primero
Más allá de las técnicas, los fármacos y los procedimientos, lo que queda grabado en la mente de la enfermera es la humanidad. La compasión, la empatía y el respeto son los pilares de los cuidados.
Al final, cada situación difícil es una oportunidad para aprender y crecer. Estas lecciones, a veces duramente ganadas, son la base sobre la que descansa la excelencia del servicio de quemados.

Capítulo 15

LA ENFERMERA, PILAR DE UN EQUIPO MULTIDISCIPLINAR

Trabajar con cirujanos plásticos

El campo de la cirugía plástica está estrechamente ligado al de las quemaduras. Las operaciones de reconstrucción, injertos y mejora estética recurren a menudo a la experiencia de los cirujanos plásticos. Por ello, la colaboración entre los enfermeros especializados en quemaduras y estos cirujanos no sólo es necesaria, sino esencial. En este entorno interdisciplinar, he aquí cómo se manifiesta la asociación entre estos dos profesionales.

1. Preparación preoperatoria

Antes de cualquier intervención quirúrgica, la enfermera desempeña un papel fundamental en la preparación del paciente. Esto implica evaluar el estado general del paciente, comprobar su historial médico, preparar la piel alrededor de la zona de la quemadura y colocar los dispositivos médicos necesarios. La colaboración con el cirujano plástico es esencial para garantizar que todas las condiciones sean óptimas para la cirugía.

2. Apoyo durante la operación

Aunque el cirujano plástico está en el centro del acto quirúrgico, la enfermera sigue siendo un eslabón esencial del proceso. Asiste al cirujano, proporcionándole el instrumental necesario, controlando las constantes vitales del paciente y asegurándose de que todo se lleva a cabo en condiciones higiénicas óptimas.

3. Cuidados postoperatorios

Una vez terminada la operación, la enfermera suele encargarse de los cuidados postoperatorios. Estos cuidados incluyen el control de las constantes vitales, el tratamiento del dolor, el cuidado de las heridas, el seguimiento de los injertos y la prevención de complicaciones. La comunicación regular con el cirujano plástico permite ajustar los cuidados a medida que el paciente progresa.

4. Educación y asesoramiento
Las enfermeras, con el apoyo de los cirujanos plásticos, desempeñan un papel vital en la educación de los pacientes. Les informan sobre las etapas que se avecinan, las precauciones que deben tomar, el proceso de cicatrización y responden a sus preguntas. Esta etapa es crucial para tranquilizar a los pacientes y prepararlos para el resto del tratamiento.

5. Revisiones y discusiones de casos
La complejidad de los casos de quemaduras requiere a menudo revisiones interdisciplinarias. Las enfermeras y los cirujanos plásticos se reúnen periódicamente para discutir los casos, compartir observaciones y ajustar los planes de tratamiento.

6. Formación continua
La cirugía plástica es un campo en constante evolución. Por ello, las enfermeras a menudo tienen que formarse para mantenerse al día de las últimas técnicas y descubrimientos. Los cirujanos plásticos pueden desempeñar un papel esencial compartiendo sus conocimientos y formando a los equipos.

En resumen, la relación entre la enfermera especializada en quemaduras y el cirujano plástico es simbiótica. Cada uno aporta sus habilidades, conocimientos y pasión a la curación de los pacientes. Juntos, forman un equipo sólido, capaz de superar los retos más complejos.

Trabajar con fisioterapeutas y terapeutas ocupacionales

Cuando un paciente sufre quemaduras graves, la recuperación suele ser un proceso multidisciplinar, en el que cada profesional aporta su propia contribución. Entre estos profesionales, los fisioterapeutas y los terapeutas ocupacionales desempeñan un papel fundamental, trabajando mano a mano con los enfermeros para garantizar la rehabilitación física y funcional de los pacientes.

1. Atención y evaluación iniciales
En cuanto el paciente ingresa, la enfermera trabaja en estrecha colaboración con el fisioterapeuta para evaluar la extensión y la gravedad de las quemaduras, así como el impacto potencial en la movilidad. El terapeuta ocupacional evalúa las capacidades funcionales del paciente, sobre todo en lo que respecta a las actividades de la vida diaria.

2. Prevenir las secuelas
A medida que se curan, las quemaduras pueden provocar contracturas y rigidez en las articulaciones. El fisioterapeuta interviene para garantizar una movilidad óptima de las articulaciones afectadas, mientras que la enfermera se asegura de que la piel esté correctamente hidratada y elástica mediante tratamientos tópicos.

3. Rehabilitación funcional
El terapeuta ocupacional se encarga de enseñar al paciente a realizar de nuevo las tareas cotidianas, como vestirse, comer y escribir. Esta colaboración es esencial para que el paciente recupere su independencia y viva mejor con las secuelas de su lesión.

4. Colocación de órtesis

Para algunos pacientes, pueden ser necesarias órtesis para prevenir o tratar deformidades. El terapeuta ocupacional, en colaboración con la enfermera, determina la necesidad, el tipo y el momento de estos dispositivos.

5. Gestión del dolor

El fisioterapeuta suele aportar soluciones no medicinales para el tratamiento del dolor, como ejercicios específicos o técnicas de relajación. El enfermero, por su parte, puede ajustar el tratamiento farmacológico en función de los comentarios del fisioterapeuta y de las necesidades del paciente.

6. Seguimiento a largo plazo

Incluso después del alta hospitalaria, la colaboración no cesa. Las enfermeras, los fisioterapeutas y los terapeutas ocupacionales suelen trabajar juntos para proporcionar cuidados de seguimiento en casa, asegurarse de que el paciente sigue progresando y adaptar los cuidados a medida que evoluciona la situación.

7. Educación y asesoramiento

Los tres profesionales desempeñan un papel crucial en la educación de los pacientes. Ofrecen consejos prácticos, técnicas para vivir mejor el día a día y recursos para ayudarles a comprender y gestionar mejor sus lesiones.

La colaboración entre la enfermera, el fisioterapeuta y el terapeuta ocupacional es una alianza preciosa que persigue el bienestar óptimo del paciente. Cada profesional aporta su especialidad, pero es juntos, mediante su trabajo conjunto, como permiten al paciente volver a una vida lo más normal posible tras un traumatismo tan grave como una quemadura grave.

La importancia de la comunicación con la familia

La comunicación con la familia está en el centro de la atención a los pacientes quemados. Estas lesiones, a menudo traumáticas, no sólo dejan cicatrices físicas, sino también emocionales, tanto para el paciente como para sus seres queridos. Como enfermera en una unidad de quemados, la capacidad de establecer una relación de confianza con la familia es tan esencial como la atención directa que se presta al paciente.

1. Tranquilidad en los momentos críticos

Cuando un paciente con quemaduras graves ingresa en el hospital, la familia suele sentirse abrumada por el miedo y la ansiedad. Las primeras horas son cruciales para establecer un diálogo. La enfermera debe proporcionar información clara sobre el estado del paciente, los próximos procedimientos y el pronóstico. Esta transparencia ayuda a tranquilizar a la familia y a **prepararla para los retos que le esperan.**

2. Compartir los progresos y los retos

La curación de las quemaduras es un proceso largo, a menudo plagado de complicaciones. Mantener a la familia regularmente informada de los progresos, pero también de los obstáculos, es esencial para mantener una relación de confianza. Esto permite a la familia comprender la vía de cuidados, prepararse mentalmente y ajustar su apoyo en consecuencia.

3. Apoyo emocional y psicológico

El papel de la enfermera no se limita a la comunicación médica. Escuchar las preocupaciones, miedos y dudas de los seres queridos es esencial. Derivarles a profesionales, como psicólogos o grupos de apoyo, puede ser beneficioso para ayudarles a gestionar el estrés y el choque emocional.

4. Formación y educación
A medida que el paciente se acerca al alta, la enfermera desempeña un papel crucial en la educación de la familia. Esto implica formarles en los cuidados a domicilio, en el reconocimiento de los signos de complicaciones y en las necesidades específicas del paciente en cuanto a nutrición, higiene y ejercicio.

5. Facilitar la participación familiar
Animar a la familia a participar activamente en los cuidados puede mejorar la experiencia del paciente. Ya sea ayudando en la movilización, participando en las sesiones de fisioterapia o simplemente estando presentes durante los cuidados cotidianos, su implicación es una fuente de ánimo y consuelo para el paciente.

6. Respetar la dinámica familiar
Cada familia es única. Las enfermeras deben respetar las diferencias culturales, religiosas e individuales, asegurándose al mismo tiempo de que las necesidades del paciente sigan siendo primordiales.

La comunicación con la familia no es sólo una obligación profesional, sino una necesidad humana. Al cultivar una relación sólida con sus seres queridos, las enfermeras facilitan la recuperación del paciente, al tiempo que ofrecen un apoyo esencial a quienes les rodean. Esta comunicación bidireccional es la piedra angular de una atención holística, en la que el bienestar emocional y psicológico es tan importante como la salud física.

Capítulo 16

DESARROLLO PROFESIONAL EN ATENCIÓN A QUEMADOS

Formación y especialización

En el cambiante mundo de la medicina actual, la formación continua y la especialización se han convertido en la norma para los profesionales sanitarios, sobre todo para los que trabajan en campos tan exigentes y específicos como la atención a los quemados. Para los enfermeros, esto es esencial no sólo para proporcionar los mejores cuidados posibles, sino también para progresar en su carrera.

1. Formación inicial
Todas las enfermeras comienzan con una formación inicial que cubre los aspectos básicos de los cuidados de enfermería. Sin embargo, para trabajar en una unidad especializada como la de quemados, se requiere una formación adicional, generalmente impartida por el hospital o una institución afiliada, para familiarizarse con los procedimientos y técnicas específicos de este campo.

2. Especialización
Existen programas de formación de posgrado para quienes deseen especializarse en la atención a quemados. Estos programas abarcan técnicas de cuidados avanzados, la fisiopatología de las quemaduras, el tratamiento del dolor y la comunicación con los pacientes y sus familias.

3. Formación continua
La medicina y las técnicas de cuidados evolucionan rápidamente. Para mantenerse al día, las enfermeras necesitan participar en la formación continua. Ya sea a través de talleres, seminarios web, conferencias o cursos, estas oportunidades de aprendizaje son esenciales para mantener y mejorar la calidad de los cuidados.

4. Investigación y publicaciones
Participar en estudios clínicos o escribir artículos para revistas especializadas puede permitir a las enfermeras ampliar sus conocimientos, al tiempo que contribuyen al avance de la disciplina.

5. Certificaciones profesionales
La obtención de una certificación en áreas específicas, como el tratamiento del dolor o la cirugía reconstructiva, no sólo puede elevar el nivel de competencia de una enfermera, sino también reforzar su credibilidad profesional.

6. Redes profesionales
Afiliarse a asociaciones profesionales o grupos especializados puede ofrecer innumerables beneficios, desde la creación de redes y el acceso a recursos educativos hasta la defensa de los derechos e intereses de las enfermeras especializadas.

La formación y la especialización son un proceso continuo que requiere dedicación, pasión y compromiso. Para las enfermeras, es una búsqueda incesante de la excelencia que garantiza no sólo una mejor calidad de los cuidados a los pacientes, sino también una carrera gratificante y satisfactoria. La clave está en mantenerse curioso, abierto a la innovación y siempre dispuesto a aprender.

Gestionar el estrés y prevenir el agotamiento

La profesión de enfermera, especialmente en unidades especializadas como la de quemados, es estresante por naturaleza. Enfrentadas a situaciones a menudo dramáticas, las enfermeras deben seguir siendo profesionales, atentas y eficientes, al tiempo que gestionan sus propias emociones. Por lo tanto, es crucial reconocer los signos del estrés, comprender las causas y poner en marcha estrategias para prevenir el agotamiento.

1. Comprender los orígenes del estrés

El estrés puede tener varias causas:

- **Exigencias emocionales**: Ver sufrir a los pacientes a diario, a veces sin esperanzas de una rápida mejoría, es emocionalmente agotador.
- **Carga de trabajo**: El gran número de pacientes, las tareas administrativas y los horarios de trabajo irregulares pueden ser una fuente de estrés.
- **Cuidados complejos**: Los pacientes quemados requieren cuidados complejos y una vigilancia constante.
- **Interacciones**: La comunicación con los familiares de los pacientes, los cirujanos u otro personal médico puede ser una fuente de tensión.

2. Reconocer las señales de alarma del agotamiento

El agotamiento no se produce de la noche a la mañana. Los signos de advertencia como la fatiga persistente, la irritabilidad, la reducción de la satisfacción laboral, los trastornos del sueño y los síntomas depresivos deben dar la voz de alarma.

3. Establecer mecanismos de adaptación

- **Equilibrio entre trabajo y vida privada**: Es esencial trazar una línea clara entre el tiempo de trabajo y el tiempo personal para recargar las pilas.
- **Descansos regulares**: Los descansos cortos durante el día le ayudan a relajarse y a reducir la tensión.
- **Apoyo social**: Hablar con colegas, amigos o familiares puede ayudar a aliviar el estrés.

4. Estrategias profesionales
- **Supervisión y tutoría**: Disponer de un mentor o supervisor con quien discutir los casos difíciles puede ser muy beneficioso.
- **Formación continua**: La formación puede ofrecer nuevas técnicas o perspectivas para gestionar las situaciones estresantes.

5. Cuidarse a sí mismo
- **Actividad física**: Ayuda a reducir el estrés y a mejorar la salud mental.
- **Meditación y relajación**: Estas técnicas ayudan a controlar el estrés y la ansiedad.
- **Consulta profesional**: Los psicólogos o terapeutas pueden ofrecer estrategias a medida para controlar el estrés.

La gestión del estrés y la prevención del agotamiento no son lujos, sino una necesidad para todo profesional sanitario. Cuidar de uno mismo también significa poder cuidar de los demás de la mejor manera posible. Por eso es esencial que se escuche a sí mismo y a sus emociones, y que no dude en buscar ayuda cuando la necesite.

Participar en la investigación e innovación

El mundo de la medicina evoluciona constantemente impulsado por avances tecnológicos y científicos sin precedentes. Para las enfermeras quemadas, implicarse en la investigación y la innovación no es sólo una oportunidad de enriquecimiento profesional, sino también de mejorar la calidad de los cuidados ofrecidos a los pacientes. He aquí cómo una enfermera puede participar activamente en la dinámica de la investigación y la innovación.

1. Comprender la importancia de la investigación enfermera
   - **Beneficios para los pacientes**: La investigación tiene como objetivo mejorar los métodos asistenciales, lo que se traduce en una mejor atención al paciente.
   - **Contribución a la profesión**: Participar en la investigación enriquece el campo de la enfermería, realza el papel de los cuidadores y refuerza su posición en el equipo médico multidisciplinar.
2. Formación en metodología de la investigación
   - **Talleres y formación**: Muchas instituciones ofrecen formación en métodos de investigación, redacción de artículos y ética de la investigación.
   - **Colaboración interdisciplinar**: Trabajar junto a investigadores de otras especialidades puede ofrecer una perspectiva enriquecedora y ampliar las competencias de las enfermeras.
3. Participar en ensayos clínicos
   - **Reclutamiento de pacientes**: La estrecha relación de la enfermera con los pacientes puede desempeñar un papel clave en su inclusión en los ensayos clínicos.
   - **Recogida de datos**: Las enfermeras suelen participar en la recogida y el análisis de datos, gracias a su profundo conocimiento de la vía del paciente.
4. Trabajar con las industrias médicas
   - **Evaluación de nuevos equipos**: Los fabricantes de equipos médicos piden regularmente a los cuidadores que prueben y evalúen los nuevos dispositivos.
   - **Asistir a ferias y conferencias**: Es una oportunidad para que las enfermeras descubran las últimas innovaciones, pero también para que compartan su experiencia con los profesionales del sector.

5. Contribuir a las publicaciones
- **Escribir artículos**: Compartir sus experiencias, estudios y reflexiones en revistas especializadas contribuye a hacer avanzar los conocimientos en este campo.
- **Lectura crítica:** También se puede pedir a las enfermeras que evalúen la calidad y la pertinencia de los artículos enviados a revistas profesionales.

6. Fomentar una cultura de innovación dentro del equipo
- **Debates y lluvias de ideas**: las reuniones de equipo son una gran oportunidad para compartir ideas innovadoras y comentarios.
- **Vigilancia científica**: Estar al tanto de las últimas publicaciones, estudios y conferencias le ayudará a mantenerse al día e incorporar rápidamente las mejores prácticas.

Las enfermeras, en virtud de su posición central en la atención al paciente, tienen una visión única de las necesidades y los retos de los cuidados. Esta perspectiva es crucial para la investigación y la innovación. Al desempeñar un papel activo, las enfermeras contribuyen a desarrollar prácticas en beneficio de los pacientes, la profesión y la comunidad médica en su conjunto.

Capítulo 17

CONCLUSIÓN: LA ENFERMERA, GUARDIANA DE LA ESPERANZA Y CURACIÓN

Éxitos y retos del departamento

Trabajar en la unidad de quemados es un ejercicio que oscila constantemente entre momentos de gran satisfacción y retos a menudo formidables. Es un lugar donde la vida humana está constantemente en la balanza, donde cada gesto cuenta y cada decisión puede tener consecuencias duraderas. Sumerjámonos en este mundo de contrastes, para descubrir los éxitos que nos inspiran y los retos que nos motivan a mejorar constantemente.

Historias de éxito: Testimonios de una fuerza resistente
1. Rescates espectaculares:
Ahí están esos casos, esas historias de pacientes que llegaron con muy mal pronóstico pero que, gracias a la pericia del equipo, no sólo han sobrevivido sino que han recuperado la calidad de vida. Estas historias de éxito son recordatorios vivos del impacto del trabajo realizado en el departamento.

2. Innovación y adopción de nuevas técnicas:
La adopción de nuevos métodos, ya sean injertos de piel, técnicas de vendaje o terapias, demuestra la capacidad del departamento para evolucionar e incorporar las mejores prácticas para mejorar la atención.

3. Cohesión del equipo:
Frente a situaciones a menudo difíciles, la unidad del equipo es un logro en sí mismo. Esta solidaridad profesional es crucial para superar las dificultades.
4. Reconocimiento profesional:
La contribución de la unidad de quemados se reconoce regularmente en conferencias, cursos de formación y publicaciones especializadas, destacando la calidad de los cuidados y la investigación llevada a cabo.

Los retos: buscar una mejor atención

1. Tratamiento del dolor:

El dolor es un compañero constante de los pacientes con quemaduras graves. A pesar de los avances, el tratamiento del dolor sigue siendo un reto, ya que hay que equilibrar un alivio eficaz con los efectos secundarios de la medicación.

2. Prevención de infecciones:

Las infecciones son una amenaza constante para los pacientes quemados, debido a la rotura de la barrera cutánea. Garantizar un entorno estéril y tratar rápidamente cualquier infección es una batalla diaria.

3. Apoyo psicológico:

Además de los cuidados físicos, la atención psicológica a los pacientes y sus familias es esencial, dado el trauma de las quemaduras y los retos de la rehabilitación.

4. Recursos limitados:

Como en muchos servicios especializados, los recursos -ya sean humanos, materiales o financieros- suelen estar al límite, lo que exige una optimización constante.

5. Formación continua:

El mundo de la medicina cambia rápidamente y mantenerse al día de las últimas técnicas, investigaciones e innovaciones es un reto en sí mismo.

Cada día, la unidad de quemados experimenta éxitos que refuerzan la convicción en la misión cumplida, pero también se enfrenta a retos que la empujan a ir cada vez más lejos en la excelencia de sus cuidados. Esta dualidad, entre celebrar las victorias y afrontar los obstáculos, es el reflejo de una profesión dedicada a la vida, en toda su complejidad y belleza.

Testimonios inspiradores
enfermeras y pacientes

Marie, enfermera durante 10 años en la unidad de quemados:
"Cuando me incorporé a este departamento, no sabía realmente qué esperar. Me sorprendió la complejidad y el rigor que implica atender a pacientes quemados. Pero lo que más me impresionó fueron los intensos momentos de humanidad. Vi pacientes que, a pesar de un dolor insoportable, mostraban una resistencia increíble. Vi a familias que se unían con fuerza y esperanza. Y a través de todo esto, he aprendido la verdadera esencia de mi profesión: no sólo tratar, sino también acompañar, apoyar y ser testigo de estos pequeños milagros cotidianos."

Lucas, víctima de una explosión de gas, paciente :
"Después del accidente, ya no reconocía mi reflejo en el espejo. Física y mentalmente, estaba destrozada. Pero en cuanto llegué al hospital, me vi rodeada de un equipo dedicado y atento. Las enfermeras fueron mis pilares, mis guías a través de esta terrible experiencia. Su empatía, paciencia y habilidad marcaron la diferencia. Hoy llevo mis cicatrices como insignias de honor, recordatorios de esta batalla que libré con la ayuda de un equipo excepcional."

Julien, enfermera especializada en cirugía reconstructiva:
"Cada día nos enfrentamos a retos inmensos. Pero lo que me motiva es ver a estos pacientes, que lo han perdido todo, volver poco a poco a la vida. Ayudarles a recuperar la autoestima y la confianza en sí mismos requiere tiempo, escucha y mucho amor. Y cuando vuelven, meses o años después, para mostrarnos sus progresos, su nueva vida, me digo que todo el esfuerzo ha merecido la pena".

Sophie, quemada en un accidente doméstico, es paciente:
"Estaba enfadada conmigo misma, con el mundo. ¿Por qué estaba enfadada conmigo misma? Pero gracias al equipo médico, aprendí a transformar ese enfado en energía positiva. Las enfermeras me enseñaron a abrazar mi nueva imagen, a verla como una fortaleza y no como una debilidad. Eran mucho más que simples cuidadoras. Fueron mis terapeutas, mis confidentes, mis amigas".

Léa, enfermera de cuidados intensivos :
"Los días más duros son aquellos en los que, a pesar de todos nuestros esfuerzos, no podemos salvar a un paciente. Esos días nos pesa el peso de nuestra responsabilidad. Pero lo que me hace seguir adelante es pensar en todas las personas a las que hemos ayudado, en todas las vidas que hemos tocado. Y me doy cuenta de que cada sonrisa, cada agradecimiento, cada lágrima derramada es la prueba de que nuestro trabajo tiene un significado profundo."

Estos testimonios reflejan la dura realidad, pero también la belleza y la fuerza, del servicio de quemados. Ilustran la profunda interconexión entre cuidadores y pacientes, y sirven como recordatorio de la importancia crucial de la empatía, la experiencia y la determinación en el viaje de curación.

Una visión de futuro:
Innovación y mejora continua

El mundo de la medicina evoluciona constantemente, y cada década aporta nuevos descubrimientos, técnicas e innovaciones. El campo de las quemaduras no es una excepción. El tratamiento de los pacientes quemados, antes centrado principalmente en la supervivencia, se ha ido ampliando gradualmente hasta abarcar una visión más global de la rehabilitación, el bienestar y la calidad de vida.

Tecnologías de vanguardia :
Con los avances tecnológicos, estamos asistiendo a una revolución en la forma de tratar las quemaduras. Las impresoras 3D, por ejemplo, permiten ahora crear injertos de piel personalizados, optimizando la cicatrización y reduciendo el riesgo de rechazo. Los apósitos inteligentes, capaces de liberar fármacos de forma controlada o de monitorizar el estado de la herida en tiempo real, también están a la vanguardia de la transformación de los cuidados.

Enfoque holístico :
El futuro también promete un enfoque más holístico de los cuidados. Reconociendo que las quemaduras afectan no sólo al cuerpo sino también a la mente, se multiplican las iniciativas que integran la psicología, la fisioterapia, la terapia artística y otras formas de atención complementaria para ofrecer una curación holística.

Investigación y colaboración internacional :
La colaboración internacional se intensifica y los profesionales sanitarios comparten cada vez más sus técnicas, descubrimientos y mejores prácticas. Estos intercambios conducen a una mejora continua de los cuidados ofrecidos a los pacientes. Los grandes congresos mundiales sobre quemaduras son testimonio de esta voluntad de poner en común las competencias y avanzar juntos.

Formación continua :
Para mantenerse a la vanguardia, las enfermeras y todo el personal asistencial necesitan aprender constantemente. Los programas de formación continua, las simulaciones y los cursos especializados son formas de garantizar que

cada paciente se beneficie de las mejores técnicas y enfoques disponibles.

Escuchar al paciente :
Cada vez más, la medicina tiende a escuchar más atentamente al paciente. Los pacientes, que solían ser pasivos, se están convirtiendo ahora en protagonistas activos de su propia curación, y sus sentimientos, necesidades y sugerencias se integran en el proceso de tratamiento.

Así pues, el futuro del servicio de quemados está lleno de promesas. Con una combinación de innovación tecnológica, un enfoque holístico y una colaboración sin fronteras, el futuro parece prometedor para ofrecer a los pacientes con quemaduras una nueva oportunidad, una vida llena de posibilidades y esperanza.

www.ingramcontent.com/pod-product-compliance
Lightning Source LLC
Chambersburg PA
CBHW071204290526
45796CB00008B/142